全国高职高专卓越医生教育培养规划教材

供临床医学、护理及其他相关医学专业使用

人际沟通

主　　编　位汶军

副主编　郝　国

编　　者　(以姓氏笔画为序)

卫艳萍(山西职工医学院)

王　昀(邢台医学高等专科学校)

苏晓云(山西医科大学汾阳学院)

李晓倩(滨州医学院烟台附属医院)

位汶军(山东中医药高等专科学校)

张　娟(山东中医药高等专科学校)

陈亚清(廊坊卫生职业学院)

郝　国(烟台职业学院)

温晓会(大庆医学高等专科学校)

U0301132

第四军医大学出版社·西安

图书在版编目（CIP）数据

人际沟通/位汶军主编. —西安：第四军医大学出版社，2013.7

全国高职高专卓越医生教育培养规划教材

ISBN 978 - 7 - 5662 - 0349 - 6

Ⅰ.①人…　Ⅱ.①位…　Ⅲ.①医药卫生人员 - 人际关系学 - 高等职业教育 - 教材

Ⅳ.①R192

中国版本图书馆 CIP 数据核字（2013）第 162626 号

renjigoutong

人际沟通

出版人：富　明　　　　责任编辑：曹江涛　王　雯　　　　责任校对：黄　璐

出版发行：第四军医大学出版社

地址：西安市长乐西路 17 号　邮编：710032

电话：029 - 84776765　　　传真：029 - 84776764

网址：http：//press. fmmu. sn. cn

制版：绝色设计

印刷：陕西兰力印务有限责任公司

版次：2013 年 7 月第 1 版　2013 年 7 月第 1 次印刷

开本：787×1092　1/16　印张：8.75　字数：200 千字

书号：ISBN 978 - 7 - 5662 - 0349 - 6/ R · 1223

定价：17. 00 元

出版说明

根据教育部、卫生部下发《教育部 卫生部关于实施卓越医生教育培养计划的意见》(教高〔2012〕7 号,以下简称《意见》),指出要"深化三年制临床医学专科教育人才培养模式改革,探索'3＋2'(三年医学专科教育加两年毕业后全科医生培训)的助理全科医生培养模式"。第四军医大学出版社与承担"卓越医生教育培训计划'3＋2'项目"的高职高专院校及部分相关教改院校于 2012 年 11 月共同启动了"全国高职高专卓越医生教育培养规划教材"的建设工作。经过对我国全科医学发展需求的研究,结合院校教学实际,共同创新,顺利完成了编写与出版工作。

本系列教材重点突出以下三点:

1. 以培养全科医生能力为核心。努力做到找准全科方向,重视专业理论,强化应用能力,培养解决基层临床工作的专业能力。以常见病、多发病的诊治和公共卫生服务内容为重点,从教材体系改革入手,重点突出,取舍得当,适合全科医学专业的实际需要。

2. 覆盖国家临床执业助理医师的专业能力标准。研究国家临床执业助理医师考试标准,编写内容覆盖并深化执业助理医师准入标准。为便于复习考试,还在章后安排综合测试题,书后编制模拟测试卷,其题目紧扣临床执业助理医师考试大纲要求,提高学生综合应试能力。

3. 与临床衔接,重视学生临床思维培养。医学生建立临床思维十分关键,也是学习难点,为此在临床部分的各系统疾病之后专门设置"典型疾病诊疗思维",以典型病例的临床表现为线索,按照临床疾病诊治过程,进行问诊、体格检查的要点、辅助检查项目、诊断与鉴别诊断的依据、临床过程观察等进行归纳,帮助学生举一反三,运用所学知识模拟临床诊治过程,强化学生临床思维培养,并增加学习兴趣。

本教材分为两套,分别适用于三年制临床医学专业的两类课程体系。即传统临床分科制课程结构,教学内容改革更新的新课程;国际化教改趋势的器官系统结构,内容完善更适合基层医疗工作的创新课程,以此满足卫生职业院校教学改革的需求。本教材主要供高职高专临床医学、全科医学及其他相关医学专业参考使用。

前　　言

　　根据《教育部 卫生部关于实施卓越医生教育培养计划的意见》的文件精神,按照高职高专临床医学专业发展导向,以培养高素质技能型人才和卓越医生为重点,本书从理论和实践两方面全面、系统地介绍医学专业学生应当掌握的人际沟通的概念、理论和沟通技巧,从而使学生在学习、工作中能有意识地运用所学到的沟通知识和理论,达成有效的人际交往和人际沟通效果,为从事医疗服务工作奠定基础。

　　全书共分八章,包括绪论、人际关系、人际沟通、语言沟通与非语言沟通、沟通技巧、人际沟通在社交中的形式与应用、医务人员在多元文化背景下的人际沟通及沟通中良好体姿的养成。在编写过程中力求突出以下特点:①坚持"以人为本"原则,全书以和谐人际关系、和谐医患关系为基调,体现以人为本的人际沟通新理念。②教材编排遵循从沟通理论学习到实践技能训练,从一般沟通到专业沟通的原则,体现循序渐进的学习方法和认知规律。③注重实践,要求学生在实践中理解理论,在实践中培养和提高能力,实践课课时安排占较大比例,注重对学生实践能力的培养。④体现创新,教材力求将人文科学的理论知识和医患沟通相结合,力求将国内外有关人际沟通的新理念和临床实践相结合。⑤结合高职高专学生的特点,在章后安排了强化训练的综合测试题,便于学生思考复习,有效掌握课堂内容。

　　参加本教材编写的人员是来自国内八所高等医学院校的九名长期从事人文社科教学与研究的专职教师。他们根据在教学中所发现的问题以及各学校教师的反馈意见和建议合理组织内容,进一步提炼文字,使教材落实"卓越医生教育培养规划计划"中"优化调整教学内容、课程设置,实施早临床、多临床教学计划"的精神,从而使本书更加易教、易学、易懂,更能体现当今先进的教学理念。

　　本教材在编写过程中,参考了有关专家和学者的著作和文献资料,借鉴了有关教材的整合格式,各参编学校也给予了大力支持,在此,我们一并表示感谢! 限于编者的水平与能力,错误和疏漏在所难免,我们恳请专家、同行及读者批评、指正,以便进一步修订和完善。

位汶军

2013 年 3 月

目　　录

第一章　绪　论

人际沟通课程注重阐述临床工作中的人际沟通理论知识和应用策略,同时,进行相应的沟通能力的训练。在全科医疗中,建立良好的医患关系,不仅要求全科医生要具有良好的专业知识、较强的专业技巧,又要在娴熟的人际关系沟通技巧的基础上,实施"以人为中心"的健康照顾。随着社会的不断发展,以"以疾病为中心"的生物 – 医学模式逐渐转变为"以人的健康为中心"的生物 – 心理 – 社会医学模式,人际沟通能力也被提到了一个崭新的高度。

第一节　人际沟通课程概述

一、人际沟通课程的发展

人际沟通是医务工作者进行医学实践最基本的思维模式和技能,它的重要性不亚于医学技术知识本身。良好的人际沟通对减少和预防医疗纠纷具有重要作用,是医护人员加强自我保护的需要。因此,加强人际沟通,能从多方面、多层次提高医学实践质量,值得在医疗机构中大力提倡和推广。

(一)早期人际沟通的研究

沟通是随人类诞生而出现的,是人类赖以生存与发展的基本活动,最初的沟通是原始人赖以生存、保证个体与部落间联系的一种基本的方式。原始人之间的沟通最初是借助一些简单的手势以及表情、声音等非语言信号来完成的,那时的沟通远不及现在的沟通内容丰富、影响深刻、作用广泛。随着社会的进步和发展,人与人之间的沟通越来越重要。现代社会竞争的压力、人情的淡漠,使得人与人之间更需要感情的慰藉。现代意义的沟通教育始于 20 世纪 70 年代的美国,而我国的沟通教育从 20 世纪 80 年代中叶才开始。

随着经济全球化的发展,以沟通交流能力为代表的综合素质成了医学生实习与就业的重要影响因素。为了满足社会的需求,各学校各专业纷纷将沟通能力训练纳入专业课程体系中,并将其作为一种基本素质来对学生进行要求,从而使"人际沟通"逐渐成为高职院校各专业适用的人文素质课程。

(二)人际沟通发展的时代特征

随着社会的发展和信息时代的到来,沟通在各行各业的工作中显得更为重要,人际沟通课程也显现出时代的特征。

1. **个性化趋势**　目前,素质教育的观念已深入人心,其宗旨在于拓宽受教育者的知识空间,提高其动手能力、创造能力,培养出高素质的个性化的一代新人。个性化的教育,将造成未来社会成员个体差异增大,知识结构、情感变化、兴趣爱好都将出现明显差异。因此,医务工作者面对的服务对象的知识面越来越广,个性化特点越来越明显,要想达到良好沟通与交流,人际沟通课程的内容将更灵活、更加个性化。

2. 电子化、网络化趋势　科技与经济的发展催生了网络化时代的到来,人们可以足不出户,通过网络找到交流对象,医务工作者可通过网络与患者及亲属进行交流,这种交流不仅是语言的,也可以是图文并茂的,而且具有不受时空限制的特点。医生与服务对象可以建立长期的、方便快捷的咨询服务,这种新的交流方式给医生和患者都带来了便利,人际沟通课程的内容也将更加丰富。

3. 法制化趋势　随着法律制度日渐完善,法制观念深入人心,人们利用法律手段维护自身权益的能力也逐渐提高,这是社会进步的体现。医务工作者应该顺应时代的发展,增强法律意识,学习相关法律法规,依法行事,自觉维护患者权益和自身权益。

4. 国际化趋势　国际交往日趋增多,经济发展趋于全球化,这些国际形势的变化使医务工作者将有越来越多的机会面对不同肤色、不同种族、不同文化背景的患者。人际沟通课程就要求当代医务工作者不断提高交流的能力和交流的范围,紧紧跟随社会进步和发展的脚步。

二、人际沟通课程的重要性

医患关系是医务人员与患者在医疗过程中产生的特定的人际关系,是医疗实践中最重要、最基本的人际关系。近年来医疗纠纷日趋增多,但真正由于医疗事故而引发的纠纷仅占3%左右,绝大多数纠纷源于医患或护患沟通不够。沟通能力不是与生俱来的,是在实践中不断地学习获得的习得性行为。所以通过学习,提高医务工作者的人际沟通能力有着非常重要的现实意义。对医学生,这群未来的医务工作者的医患沟通技能的培养更是不容忽视。但目前在医学院校的教学中,除护理专业外,其他专业几乎都没有开设人际沟通课程。

(一)人际沟通课程是人们社会生活的需求

人具有自然属性和社会属性,人的社会属性决定了人际交往的必要性。一个人只有在参加社会经济、政治、文化、教育等活动的过程中与他人相互联系,增进了解和认识,获得物质和精神上的帮助,才能形成生活所需要的勇气、乐趣、情感、意志、知识和能力。因此,人际沟通课程的学习就成为人的一种内在的、永恒的基本需要。

(二)人际沟通课程是建立和发展人际关系的重要手段

人际关系的建立有赖于人与人之间的交流和沟通,沟通是建立良好人际关系的基础,人们通过人际沟通课程的学习,在沟通中相识、相交、相知,建立、维系和发展着友情、亲情等丰富多彩的情感联系。

(三)人际沟通课程是形成自我意识的主要方式

人对自己的认识是在与他人的交往中获得的,是在社会活动中逐渐意识到的。刚出生的婴儿没有自我意识,其自我意识的形成是在后天与父母、同伴及周围人的沟通交往中逐渐获得的。如果婴儿出生后就让其远离人类(例如狼孩),即使长大成"人"也不具备人的语言、行为,思维简单,智能低下,没有自我意识,不知道自己是谁,从哪里来。因此,只有通过学习人际沟通课程,在社会交往中,个体通过感受、反省、比较他人对自己的认识和评价来获得自我意识。

沟通无处不在,沟通无时不有,学习和研究人际沟通的方法,建立良好的人际关系,可以在人际交往中及时交流信息,提高效率,陶冶情操,有利于身心健康。对任何希望获得成功的人来说,人际沟通都是一个十分重要的课程。学习人际沟通课程,培养沟通能力,对于每个医生、护士、医院乃至社会,都有着重要的现实意义。

三、学习人际沟通课程的途径和方法

医务工作者良好的人际沟通技能并非生来就有,而是靠崇高的理想和坚强的意志,在实践中刻苦磨炼,逐渐发展和培养起来的。学习人际沟通课程,有以下途径和方法:

(一)树立献身医疗事业的崇高理想

要想成为一名优秀的医务工作者,具有良好人际沟通能力,就必须首先树立起热爱医疗事业,并为医疗事业而献身的崇高理想。

1. 有了献身医疗事业的崇高理想,才能理解医疗服务工作的价值和意义,才能懂得为什么工作和应当怎样工作,从而为了实现自己的理想而主动自觉地加强良好沟通技能的培养。

2. 树立献身医疗事业的崇高理想,才能真正爱护并尊重自己的工作对象,把解除患者痛苦视为己任,想患者之所想,急患者之所急,痛患者之所痛。基于这种高尚的道德情操,就会自觉地注意使自己的工作更好地适应患者的需要。

3. 树立献身医疗事业的崇高理想,才能对医疗工作产生浓厚的兴趣。不但能愉快积极地工作,还能孜孜不倦地探索研究,乐于发现问题,改进工作,力求把工作做得精益求精。

(二)加强自身素质

培养人际沟通能力,应以心理学、经济学、管理学、语言学等理论为依据,理论联系实际,着重培养人际沟通素养,从思想素质、业务素质以及心理素质等方面全面综合提高。

(三)学习有关的理论知识

为了培养良好的沟通能力,必须学习有关的理论知识。只有掌握人际关系的形成和发展变化规律,才能更快更好地培养起良好的沟通技能。除了学习沟通理论外,还应当学习社会学、伦理学和医务道德修养等有关知识,从丰富的知识宝库中吸取营养、陶冶情操,以深厚的理论底蕴给人以启迪,在不断的语言沟通实践中,使每一种方法都能得到恰到好处的运用,不断丰富自己的语言沟通技巧和艺术。

(四)加强实践锻炼

为了培养良好的沟通技能,最关键的一环还是在实践中加强锻炼。进行沟通能力训练,与专业知识、社会阅历等综合素质相结合,将其灵活运用到临床实践中,为了在实践中取得更好的效果,应注意如下几点:

首先,实践一定要自觉。这是指在实践中要有意识地培养与人交往的能力,即把实践视为培养锻炼沟通技巧的好机会和好场所。不然,终日忙忙碌碌,心中无数,即使参加实践,进步也不快。

其次,要在实践中不断进行评价。评价内容包括自我评价,与过去比,以了解自己的进步程度;与同事、同学比,学人之长,避人之短;与患者及其亲属的意见比,巩固成绩,克服不足。

四、人际沟通中的伦理要求

任何人际交往都是在一定社会条件下的交往,其实质就是一种社会关系。它不能是随心所欲、混乱无序的,必须遵循一定的伦理道德规范,受到必要的控制、约束和调节。

(一)人际沟通的伦理问题

近年来,全国各地医院发生的各类威胁医务人员生命安全的暴力事件,已在无数"白衣天使"心中留下了阴影。仅据华西医院不完全统计,自 2002 年至今,其院内包括"死亡威胁"在内的各类暴力事件已发生了 20 多起,其中已经直接伤害了医务人员安全的有 7 起。目前,处于高度戒备状态,需要"贴身保镖"形影不离的医务人员共有 6 位,每位都配备了 2 名保镖。当代医学中医患沟通的伦理问题日益受到关注。主要有以下几方面的原因:

1. 医学成为社会性事业。

2. 医学进步增加了新的伦理、法律问题。

3. 医疗费用增加。

4. 人们对自己健康日益关注。

5. 人们的权利意识日益增强。

6. 医生的作用和责任的变化。

(二)人际沟通的伦理原则

遵守医学伦理的五项基本原则。这是对医务人员道德标准的基本要求,是建立良好医患关系的行为准则。

1. 有利原则(beneficence) 治愈或缓解患者的疾病,解除或减轻患者痛苦,在身体、精神上使者受益,经济上减轻患者的负担,便利患者。不给患者带来可以避免的疼痛、痛苦、损害、残疾或死亡,包括不应该发生有意的伤害以及无意造成的伤害,例如由于疏忽大意造成的伤害。

2. 尊重原则(respect) 尊重患者在道德、法律上拥有的权利,尊重患者医疗中的自主权。

3. 知情同意原则(informed consent) 知情同意是现代医疗实践中十分强调的一项伦理原则。知情权和选择权是患者的权利,也可以说是医患沟通的具体方式和必要程序。作为一项伦理原则,它要求医务人员详细而真实地向患者告知有关诊断结论、病情预后、治疗目的、方法,可供选择的治疗方案及其利弊和费用开支、预期疗效、不良反应及治疗风险等等,让患者在不受任何指示、干涉、暗示、引诱的情况下,自由自主地选择诊疗方案。知情同意的目的在于尊重患者自主权,鼓励医患双方理性决定、协作配合、责任分担。为此,临床上建立了手术谈话签字制度、输血同意签字制度、化疗同意签字制度、病重病危通知签字制度等等。

4.公正原则(justice) 是指公平、合理、合适地对待每一个人,给予每位患者其应得的或应有的东西,避免偏见和歧视。平等公正的伦理原则,还要求医患间权利义务的对等性、统一性和平衡性。医务人员要履行自己的职责,尽救死扶伤、防病治病、解除痛苦、助人健康、宣传教育、发展医学之义务,同时保障患者的生命权、身体权、健康权、医疗权、知情权、隐私权、监督权、诉讼权、求偿权等。患者也应尊重医学科学与医务人员,遵守就诊道德,配合医者治疗。医患之间保持公正,才能使双方心态平衡,关系协调,友好合作。

5.保密原则(confidentiality) 尊重患者的隐私。对患者的一切信息必须保密,未得患者允许不得泄露任何隐私,但在有法律要求的情况下例外。

(三)人际沟通的伦理要求

1.医务人员在为患者的医疗服务过程中,要真正认识自己是医患矛盾中的主要方面。谨记救死扶伤,实行社会主义的人道主义。时刻为患者着想,千方百计解除患者痛苦。

2.医务人员要转变传统的服务思维定势,尊重和理解患者。尊重患者人格与权利,对待患者不分民族、性别、职业、地位、财产状况,都应一视同仁。廉洁奉公,自觉遵纪守法,不以医谋私。

3.医务人员要确立既为患者生命和利益负责,又重视患者权利的观念。为患者保守秘密,实行保护性医疗,不泄露患者的隐私与秘密。

4.医务人员要增强法制观念,做到依法行医。

5.医院要设置监控部门或配备专兼职人员,对全院的医疗服务进行检查监督。

第二节　人际沟通能力的养成

一、培养人际沟通能力的重要性

沟通能力是个体采用适当的方法有效地进行人际交往的能力,医患沟通能力是临床工作能力的一个重要组成部分。在医疗活动中,医务人员与患者良好的沟通,有利于收集患者资料、确立问题、提供信息和情感支持。现代医学模式打破了以往在医学实践中以病论病的纯生物模式,提出了"以人为中心",从整体性出发去认识、治疗疾病的模式。这就要求医生不仅要了解疾病,还要了解患者的心理、人格特征、社会因素等,与患者建立和谐、平等、相互尊重、相互依赖的医患关系。因此,医患沟通能力的培养是适应现代医学模式的需求,是高等医学教育改革的重要内容。

(一)社会活动需要沟通能力

人们在生活中每时每刻都离不开社会活动,更离不开与他人的沟通。一位哲人说过:"没有交际能力的人,就像陆地上的船,永远到不了人生的大海。"而交际能力中的一个重要组成部分就是沟通能力。良好的沟通不仅意味着把自己的思想整理得井然有序，并将其进行适当的表述，使别人一听就懂，而且还要深入人心，促使听者全神贯注。可以说，无论我们在做什么，或者想做什么，要想获得成功，必须学会善于与人沟通。

（二）医务工作需要沟通能力

近年来，我国大多医疗纠纷是由于医患双方沟通不畅或交流质量不高造成的。医患沟通不良容易使患者对医生不信任，甚至导致医患双方产生对立情绪，而临床阶段人文课程教学特别是沟通技巧及各种人际关系的培养始终是个空白，致使医学生在全学程，尤其在临床阶段表现出社会适应能力、沟通能力的严重不足，使得近年来医患纠纷中医学生的比例逐渐加大。因此，在制订临床医学专业教学计划中，开设人际交流课程，强化沟通技能的培训，就显得尤为重要。

对于医务工作者来说，沟通能力培养的核心是医患沟通能力，也包括工作关系的沟通能力和现代信息资源的运用能力等。

作为医务工作者，需要有良好的沟通能力，才能把工作做得顺利，做得得心应手。患者来医院就诊，不单要医治其身体上的疾病，许多患者还希望从医生这里获得对其疾病的诊断、治疗、预后等全方面的解答，甚至部分情绪不佳的患者还有从医务人员处获得心灵慰藉的实际需求。医务工作中的实例表明，医务人员与患者及其家属沟通时，经常有不耐烦、不屑一顾等不良情绪，也为医患之间的沟通造成巨大的鸿沟，甚至有的医务人员缺乏与患者沟通的意识、技巧和能力，这样就有可能导致医患纠纷的出现。

从社会发展趋势来看，除技术服务以外，医院为患者提供的人文服务也越来越为社会和民众所重视，医生不单纯要凭借其医疗技术、医疗设备和药物为患者服务，具备良好的沟通能力也成为医务工作者所应具备的基本技能之一。沟通的方式多种多样，可以口头沟通，特殊情况下可以书面沟通，普通患者可以由主管医师沟通，身份特殊或有纠纷的患者应当由上级医师进行沟通，必要时还可以请医院医疗行政人员参加。普通患者在交班时可以进行床旁单独沟通，遇到疑难危重、病情复杂或对治疗有疑义的患者，还可以专门组织整个治疗小组以及科室主任与患者及其家属进行集中沟通。

（三）个人发展需要沟通能力

医患沟通能力是成为一名合格医生的必备条件之一，由于医学实习生人际沟通能力欠缺，急需加强培养。受传统单一生物医学模式影响，医学教育及医学生个人，都存在着重专业知识技能，轻人文素质，重临床诊疗，轻人际交流等现象。医学实习生刚进入临床，学生加医生的双重身份使其在实习期的人际沟通充满了复杂性，面对医疗环境中的各种人际关系，实习生通常无所适从，人际沟通能力的不足对他们自身和医院均造成了一定的负面影响。世界医学教育联合会著名的《福岗宣言》指出："所有医生必须学会交流和处理人际关系的技能。缺少同情应该看作与技术不够一样，是无能力的表现。"因此，医学生作为未来的临床医生，必须掌握良好的沟通能力，提高人性化医疗服务水平，才能成为现代医学模式所要求的合格医生。

二、人际沟通能力的养成

沟通能力是一个人生存与发展必备的能力，是决定一个人成功的必要条件和金钥匙。对于一个医学生而言，人际沟通能力的养成，核心是医患沟通能力，包括工作关系的沟通能力和现代信息资源的运用能力等。

（一）加强人文素质教育，树立"人性化服务理念"

现代医学模式呼唤人文精神的回归，提倡对疾病和患者的生理、心理、社会等致病因素全面关注，给患者细致入微的心理支持与疏导。人文素养较低，就不能敏锐地感受到患者的心理需求，不会根据患者不同的情绪、心理反应，运用不同的语言、非语言沟通技巧使患者获得精神与心理上的慰藉。因此，医学生应加强人文学习，把医学的科学精神和人文精神融会贯通，提高"人性化服务"理念，懂得如何做人，包括如何处理人与自然、人与社会、人与人的关系以及自身的理智、情感、意志等方面的问题，最终形成高尚的道德情操和高品位的人格修养，做到能够真正理解、同情、尊重和关爱患者。

（二）树立信心，提高患者对自己的信任感

医学生刚开始实习时普遍存在自信心不足，怕说错话、做错事。要解决上述问题，医学生首先要把自己以医生的角色面对患者，多与患者接触，积极参与问诊，帮助患者解决问题，在解决问题的过程中使我们与患者沟通的能力得到提高，平时在患者面前要不卑不亢。这样就可以消除心理障碍，树立自信，增加患者对我们的信任感。

（三）参加医患沟通系列课程的学习

目前我国大多数医学院校只是在讲授"问诊技巧"时或在一些导论性课程中才涉及医患沟通的内容，讲授的内容非常有限。有些医学院虽然也开设了一些医患沟通课程，但一般只作为选修课，且授课内容简单，重点不突出，可操作性不强，对医学生实践工作的指导性不大。因此，医学生应该多参加临床教学医院举办的各种有关医患沟通的讲座和学习班，学习有关沟通技巧，并把所学应用到临床实践中。

（四）加强现场实践

医学生沟通能力的提高，不仅要学习理论，还要辅以丰富多彩的实践活动。如到导医台、急诊科、医务科进行现场实践，多参加社会实践活动，如到社区开展义务咨询活动、进行健康宣教等，使得我们能多方位接触患者，在实践中锻炼沟通交流能力。

三、人际沟通课程与医务工作的关系

学习人际沟通课程的目的是为了协调人与人之间在社会活动中的能力和行为方向，克服个人局限性，提高工作效率。为此，学习人际沟通课程，培养沟通能力，对于每个护士、医生乃至社会，都有着重要的现实意义。开展人际沟通教育是形式发展的需要，也是医务人员观念转变的需要，既有利于医务人员的身心健康，更有利于患者疾病的康复。在医学模式转变的今天，培养医务人员良好的人际交流与沟通技巧，旨在使患者得到良好的心理支持及医疗服务，提高工作效率与质量，陶冶自我情操，全面提高素质及能力，达到双赢效果。

（一）有利于增进医患关系的和谐

据国外统计，77%的患者希望与医生每天交谈一次，86.9%的患者希望与医生沟通的内容与疾病有关，在国外医生必须具有良好的沟通能力。医患关系的质量对营造和谐的医疗环境起着积极的作用,而医患之间沟通交流则是建立良好医患关系的关键和必然途径。因此,在临床工作中做好与患者的沟通交流,可以提高医疗服务质量,增进医生对患者的了解,充分满足患者的需求,促进其康复。

(二)有利于促进医患双方的身心健康

随着以患者为中心的整体医疗水平的深入开展,医患沟通已体现在临床工作的很多环节中。俗话说:"良言一句三冬暖,恶语伤人六月寒。"正在受病痛折磨的患者更加需要医务人员的关爱。在医疗服务过程中,实施人文关怀或医患沟通,对融洽医患关系,减少医患矛盾,提高患者满意度,树立患者战胜疾病的信心,都将会起到越来越重要的作用。

医务工作者除应掌握专业知识外,还要不断学习有关的人文、社会和行为科学的知识,培养健康的情绪,并注意自己的情绪流露对患者的影响,不要把不利于健康的情绪流露在患者面前,努力为患者提供有利于疾病康复和治疗的环境。

人际沟通是医务人员应该掌握的一门非常重要的服务艺术,是实现以人的健康为目的的需要,是医学人文精神的需要,是减少医患纠纷的需要。在医疗工作中,医务人员要充分认识到医患沟通的重要性,注意患者的个体差异,运用恰当的沟通技巧,让沟通真正成为改善医患关系的桥梁。通过医患沟通,让患者满意,从而切实提高服务质量。

(三)有利于创造良好的工作环境

医患沟通在医疗工作中起着重要作用,我们要重视沟通的作用,不断学习和掌握这方面的方法技巧,建立有效的沟通机制,为患者提供技术含量高的综合服务,融洽相互关系,使医患关系进入良性循环,医患共同创造温馨、安静、舒适的就医环境和融洽的治疗氛围。建立和谐的医患关系对于双方都是十分重要的。良好的医患关系使双方在医疗过程中协调一致,相互理解,相互配合,这既能激发医务工作者的工作热情,也有利于患者的康复。

(四)有利于新型医学模式的需要。

医患沟通是医务工作者进行医学实践最基本的思维模式和行医准则,它比医学技术知识本身要重要得多,是医学非常重要的部分。人际沟通可以促进医疗专业人才的成长,然而,人才的成长与自我价值的实现除了个人主观努力以外,良好的人际沟通也是一个非常重要的条件,即通过社会人群间的广泛交往、相互学习,可以促进医学人才的全面成长。

随着医学模式的转变、法制的健全、人们文化水平和生活水平的提高、医疗条件的改善、人们健康意识和法律意识的增强,患者对医疗服务水平的需求大大提高,患者在医疗过程中更加主动,更多地要求享有自己的权利,更加需要良好的就医环境,更加需要温馨和谐的就医秩序。医院医务工作者的工作质量反映出整个医院的工作质量,医院应努力营造一个人性化的,以关心患者、尊重患者、以患者利益和需要为中心的人文环境,培养医务工作者的人文情感和伦理意识。培养医务工作者做到从患者角度去理解患者需要,重视维护患者的权利,建立医患间互相尊重的关系,营造良好的就医氛围,提高服务质量,让他们在医院中感到家的温暖,感到亲人般的关怀。有效的人际沟通能提高患者应对压力的能力,促进患者康复,有利于新型医学模式的建立。

四、人际沟通与人际关系之间的辩证关系

人际沟通与人际关系之间既有密切联系,又有一定的区别。主要区别在于:

(一)人际沟通是人际关系发展和形成的基础

人际关系是在人际沟通的过程中形成和发展起来的,任何性质、任何类型的人际关系的形成,都是人与人之间相互沟通的结果。有了良好的人际关系,然后才能进一步实现其他目的。医生要帮助患者消除心理障碍,实现治疗目标,首先应与患者建立并保持良好的人际关系,医生要与护士合作解决患者的健康问题,也要先与护士建立和保持良好的合作关系。

(二)人际沟通状况决定人际关系状况

人际交往与沟通一般在两个层面展开:内容层面和关系层面。内容是指沟通中所传递的信息的实质性含义;关系是指沟通各方在沟通中所处的地位和联系方式。在沟通中如果各方所处的地位恰当,联系方式得体,那么,沟通各方的关系可以处于和谐、有效的良好状态中,内容沟通可以顺利展开。如果在沟通中各方地位不当,联系方式不得体,则人际关系将处于紧张和不和谐的状态,内容沟通将产生障碍,甚至无法进行。

(三)人际沟通与人际关系的研究重点不同

人际沟通重点研究的是人与人之间联系的形式和程序,人际关系则重点研究人与人在沟通基础上形成的心理和情感关系。

在整体医疗服务过程中,良好的人际沟通能力和人际协作能力对于完成治疗目标是十分重要的。

(位汶军)

第二章 人际关系

沟通是人际交往的工具和手段,交往和沟通必然产生关系。相反,良好的关系又能促进进一步的人际交往和沟通。随着现代科学技术的发展和经济的繁荣,人与人之间的交往与沟通日益频繁。随着现代医学模式的转变,"以人的健康为中心"的观念的树立,使人际交往、沟通及人际关系的协调能力,对医务人员来说显得尤为重要。

第一节 人际关系概述

一、人际关系的概念

(一)人际关系(interpersonal relationship)

广义的人际关系是指人与人之间的各种关系,包括经济关系、政治关系、法律关系、角色关系、文化关系、心理关系等一切方面。而狭义的人际关系,是指人与人之间通过直接交往形成的相互之间的情感联系,也称为"人际交往",包括亲属、朋友、学友(同学)、师生、雇佣、战友、同事、上下级关系等。人际关系的变化与发展决定于双方需要满足的程度。不同的人际关系会引起不同的情绪体验。人与人之间是亲密的、友好的,说明心理距离近,则彼此都会感到心情舒畅,无所不谈。若人与人之间是敌对关系,说明心理距离远,则双方都会产生不愉快的情绪体验,心情抑郁忧伤,从而影响个人的身心健康。

(二)人际关系包括以下几层含义

1. 人际关系主要注意人与人在相互交往过程中心理关系的亲密性、融洽性和协调性的程度。

2. 人际关系是由一系列心理成分构成的。

3. 人际关系是在彼此交往的过程中建立和发展起来的。

(三)从不同角度看人际关系

1. 从不同角度看人际关系　人际关系作为个体心理过程的微观层面,是指个体的人在人与人交往中的"相互作用"。

2. 从社会学角度看人际关系　人际关系作为社会关系的层面,是一种交往的需要。

3. 从传播学角度看人际关系　人际关系作为信息传播的层面,是一种"沟通"或"人际传播"的构成过程。

4. 从文化学角度看人际关系　人际关系作为文化的精神层面,它从深层次反映了人的文化沉淀。

二、人际关系特点与作用

（一）人际关系的特点

人际关系的主要特点包括社会性、复杂性、多重性、多变性和目的性。

1. **社会性** 人是社会的产物,社会性是人的本质属性,是人际关系的基本特点。随着社会生产力的发展和科学技术的进步,人们的活动范围不断扩大,活动频率逐步增加,活动内容日趋丰富,人际关系的社会属性也不断增强。

2. **复杂性** 人际关系的复杂性体现于两个方面:一方面,人际关系是多方面因素联系起来的,且这些因素均处于不断变化的过程中;另一方面,人际关系还具有高度个性化和以心理活动为基础的特点。因此,在人际交往过程中,由于人们交往的准则和目的不同,交往的结果可能出现心理距离的拉近或疏远,情绪状态的积极或消极,交往过程的冲突或和谐,评价态度的满意或不满意等复杂现象。

3. **多重性** 所谓多重性是指人际关系具有多因素和多角色的特点。每个人在社会交往中扮演着不同的角色:一个人可以在患者面前扮演医生角色,在同事面前扮演朋友角色,在丈夫面前扮演妻子角色,在孩子面前扮演母亲角色等。在扮演各种角色的同时,又会因物质利益或精神因素导致角色的强化或减弱,这种集多角色多因素的状况,使人际关系具有多重性。

4. **多变性** 人际关系随着年龄、环境、条件的变化,不断发展变化。

5. **目的性** 在人际关系的建立和发展过程中,均具有不同程度的目的性。随着市场经济的推进,人际关系的目的性更为突出。

（二）人际关系的作用

人际关系在人们的社会生活中具有十分重要的作用。由于人际关系归根结底是一种社会关系。每一个人的人际关系状况都对其产生重要的影响。对于全科医生来说,良好的人际关系具有以下几方面的作用:

1. **推动医学事业发展** 全科医生对生活和事业的满意度很大程度上取决于医患关系的质量和自己在社区中的威望,全面提高医患关系,为推动医学事业的发展起到了铺垫的作用。

2. **发挥医院整体力量** 良好的医患关系本身就具有治疗的效力,它可以使患者心情愉快,信心倍增,可充分发挥患者的主观能动性,增加患者对医嘱的顺从性和对自身健康问题的了解与责任,从而提高医疗服务的效果,发挥医院的整体力量。

3. **协调医患关系** 医生只有在建立良好的医患关系的基础上,才能了解到完整、准确的病史资料和背景资料,并有利于减少医疗差错和医疗纠纷,提高医疗服务的质量和患者的满意度。

4. **促进医务人员成才** 良好的人际关系是加强个人社会化的重要方式和途径,良好的医患关系也可以提高医生对自身生活和事业的满意度,有利于医生调整心态,增强自信心和进取心,促进医务人员成才。

全科医生要扮演医疗保健系统和患者需要的所有医疗保健服务的协调者的角色。

必须掌握娴熟的人际沟通与交流技能,必须建立长期稳定的合作式的医患关系,这是全科医疗得以成功的基础,也是全科医疗的核心问题,是胜任全科医生工作任务的保证。为此,需要强化人际交流,培养提高人际沟通的能力。

三、人际关系的行为模式和伦理道德规范

(一)人际关系的行为模式

人与人之间心理距离的体验必然影响个人的行为。个人在言语、表情、举止、行动上随时都会自然地表现出这种情感上的体验。这些外显行为为对方所感受,又会进一步影响双方关系。也就是说,一定的人际关系会表现出一定的人际行为模式,在一定的人际关系中,一方的行为会引起对方相应的行为反应。社会心理学家把这种心理现象称为"人际行为模式"。人际关系行为模式的规律一般是:一方的积极行为会引起另一方的积极行为,一方的消极行为也会引起另一方的消极行为。

社会心理学家利瑞(T. Leary)研究了几千份人际关系报告,把人际行为模式分为8类:

1. 由管理、指导、教育等行为导致尊敬和顺从等反应。
2. 由帮助、支持、同情等行为导致信任和接受等反应。
3. 由赞同、合作、友谊等行为导致协助和友好等反应。
4. 由尊敬、赞扬、求助等行为导致劝导和帮助等反应。
5. 由怯懦、礼貌、服从等行为导致骄傲和控制等反应。
6. 由反抗、怀疑、厌倦等行为导致惩罚和拒绝等反应。
7. 由攻击、惩罚、责骂等行为导致仇恨和反抗等反应。
8. 由夸张、拒绝、自炫等行为导致不信任和自卑等反应。

这种人际行为模式只是一个粗略的归纳,现实生活中的人际关系受着多种因素制约,尤其受情境和个性特征的影响,是很复杂的,很少是纯属某一种人际关系行为模式。

霍尼的人际关系行为模式有以下3种:

1. **谦让型** 具有"朝向他人"的行为特征。
2. **进取型** 具有"对抗他人"的行为特征。
3. **分离型** 具有"疏离他人"的行为特征。

(二)人际关系的伦理道德规范

医患之间良好的沟通不仅需要有效的交流技巧、语言艺术、认知基础、心理共鸣,还需要高尚的道德修养。

1. **医学道德规范概述** 医学道德规范,是指依据一定的医学道德理论和原则而制订的,用以调整医疗工作中各种人际关系,评价医学行为善恶的准则。医学道德规范有"戒律""宣言""誓言""誓词""法典""守则"等形式,由国家和医疗行政部门颁行。

2. **医学道德规范的基本内容**

(1)救死扶伤,忠于职守。

(2)钻研医术,精益求精。

（3）平等交往,一视同仁。

（4）举止端庄,语言文明。

（5）廉洁行医,遵纪守法。

（6）诚实守信,保守医密。

（7）互尊互学,团结协作。

四、影响医患关系的因素

影响人际关系的因素有很多方面,对于医患关系来说,主要有以下几方面的因素:

1. **医务人员方面的影响** 医务人员的道德水平和职业志向,医务人员的人格特征、个人品质、交流能力,医务人员的服务模式、服务态度,医务人员的心理状态、服务能力、医疗纠纷处理方式等。

2. **患者方面的因素** 患者的道德价值观,患者的人格特征、个人品质与沟通交流能力,患者的文化修养、社会地位与自尊程度,患者的主观意愿、就医目的、对医疗服务的要求、参与能力,患者的心理状态、对治疗结果的满意度等。

3. **医疗管理方面的因素** 医疗机构设置的合理性,医疗资源的可用性和可得性,医疗机构的服务与管理程序,管理制度与监督机制的完善程度,收费的合理性与监督机制等。

4. **医学科学与技术的发展水平** 医学观念、医学方法论,医疗技术水平、仪器设备的应用等。

第二节 人际关系理论

一、人际认知理论与冲突理论

（一）人际认知理论

1. **人际认知** 人际认知是个体对他人的心理状态、行为动机和意向作出的理性分析与判断的过程,包括感知、判断、适宜。

2. **人际认知的内容**

（1）**自我认知** 是指在社会实践中,对自己的生理、心理、社会活动以及对自己与周围事物的关系进行认知。

（2）**他人认知** 是指对交往对象的正确认识。

（3）**人际环境认知** 是指对自身交往的小环境、小空间进行有目的的观察,包括自己与他人的关系以及他人之间的关系的认知,以此判断了解自我和他人在共同生活空间群体中的整合性、选择性。

3. **人际认知效应**

（1）**首因效应** 首因即最初印象。首因效应是指人们在对他人总体印象的形成过程中,最初获得的信息比后来获得的信息影响更大。首因效应在职场上到处可见,如"新官上任三把火""恶人先告状""先发制人"等,都是利用首因效应占得先机。

（2）近因效应　也称新因效应。近因即最后的印象,近因效应是指在对客体的印象形成上,最新获得的信息比以前获得的信息影响更大的现象。

（3）刻板效应　刻板效应是产生在社会认知中的一种心理现象,是指社会上的一部分成员对于某一类事物或人群持有的一种固定不变、概括笼统、简单评价的现象。

（4）光环效应　又称晕轮效应,是指对客体某种特征形成固定看法后,会泛化到客体的其他特征,并推及对象的总体特征的现象。

总之,人际认知理论是医患之间相互交流感情,加强沟通,以求认识上的统一平衡,对建立良好的医患关系是极为重要的。

（二）人际冲突理论

1. **人际冲突基本内涵**　人际冲突是一种对立状态,表现为两个或两个以上相互关联的主体之间的紧张、不和谐、敌视,甚至争斗的状态。

2. **人际冲突的处理**

(1)明确人际关系的原则。

(2)克服人际认知的偏差。

(3)培养良好的交往品质。

(4)学会交际的技巧。

3. **多伊奇的五类型冲突理论**

(1)平行的冲突　在平行的冲突中,存在客观的分歧,而且双方都准确地感知到了这种分歧。例如,你和你的同学在一起看电视,你很想看一个电视连续剧,你的同学却想看足球比赛的转播,你们俩都清楚地知道双方的愿望,但是却不愿意相让。

(2)错位的冲突　在错位的冲突中,一方可能有一个客观的理由,而且知觉冲突的存在,但是却不直接针对真正的问题本身。例如,你觉得老师在期中考试时给你打的分数太低,心理不满,但是又不好直接去说,于是你就在课堂上故意提一些刁难他的问题。

(3)错误归因的冲突　在错误归因的冲突中,存在客观的分歧,但是双方对这种分歧并没有准确的知觉。例如,一位女同学发觉宿舍里面有异味,她很讨厌这种气味。她以为是宿舍的同学没有及时洗衣服,所以见面时就警告舍友不要在宿舍存放脏衣服,事实上,异味来自于另一位同学喝剩的茶水。

(4)潜在的冲突　在潜在的冲突中,分歧是客观存在的,但是双方还没有感受到这种分歧。

(5)虚假的冲突　在虚假的冲突中,双方有分歧,但是这种分歧并没有客观的基础。例如,你的同学召集生日聚会,你没有受到邀请,为此你很不高兴,而他也正因为你没有去参加聚会而不满。事实上,他本来打电话邀请你,因为你不在,拜托你同寝室的同学转告你,但是你的同学却忘记了这回事。这时,双方的冲突纯粹是因为误会。

二、霍曼斯的社会交换理论、马克思的社会交往理论与马斯洛的交往需要论

（一）霍曼斯的社会交换理论

社会交换理论是一组解释人际交往活动规律的理论。

1. 霍曼斯(G. C. Homans,1958) 采用经济学的概念来解释人的社会行为,从而提出了社会交换理论。

(1)社会交换理论认为人际交往活动具有社会性。

(2)这个理论认为各种交往关系都会涉及谋划者的报酬和代价。

(3)这个理论认为交往中存在着一种"分配上的公平"原则,这是与他人交往活动后的心理体验。

该理论存在的不足是把人与人的交往降低到动物水平,忽视了人的社会性,把人们之间的复杂的关系简单化,用单一理论来解释复杂的心理,把人与人之间的关系看成是赤裸裸的交换关系 。

2. 增值交换和减值交换 一类人与别人交往倾向于价值增值交换过程。他们对交往媒介的价值估值往往超过了交换行动的发出者,因此在交往中感到欠他人的情分,在做回报时,往往会超出别人的期望。而另一类则是相反,他们在交往中往往重物质利益而轻感情卷入,因而他们倾向于用物质价值来衡量自己在人际关系中的得失。

(二)马克思的社会交往理论

人际交往是指个人与个人之间的交往。马克思认为人际交往在本质上是社会交往。马克思不仅强调社会因素对人际交往的制约性,而且指出了交往对生产力的作用。马克思的社会交往理论把人际交往看成社会系统的要素,并把它放在人类整个发展过程中去考察,从而展示了人际交往的发展趋势。

(三)马斯洛的交往需要论

1. 生理需求 包括维持生活和繁衍后代所必需的各种物质上的需求,如衣食住行和性欲等。这些是人类最基本的,也是推动力最强的需求,在这一级需求没有得到满足前,更高级需求就不会发挥作用。

2. 安全需求 这是有关免除危险和威胁的各种需求,如防止工伤事故和有伤害的威胁,资方的无理解雇等。

3. 爱与归属的需求 包括和家属、朋友、同事、上级等保持良好的关系,给予别人并从别人那里得到友爱和帮助,自己有所归属,即成为某个集体公认的成员等。

4. 尊重需求 包括自尊心、自信心、能力、知识、成就和名誉地位的需求,能够得到别人的承认和尊重等,这类需求很少得到充分满足,故常常是无止境的。

5. 自我实现需求 这是最高一级的需求,指一个人需要做他最适宜做的工作,发挥他最大的潜力,实现理想,并能够不断自我创造和发展。一个自我实现的人有以下特点:主动,思想集中于问题,超然,自治,不死板的和别人打成一片,具有非恶意的幽默,有创造性,现实主义,无偏见,不盲从以及同少数人关系亲密等。

6. 后期新发展两级需求

(1)求知需求 包括人有知道了解和探索事物的需求,而对环境的认识则是好奇的结果。

(2)求美需求 指人有追求匀称、整齐和美丽的需求,并且通过从丑向美转化而得到满足。

三、米德的象征性符号互动理论

符号互动论认为人们之间的互动是以各种符号为中介的。

1. 符号互动论的概念　符号互动论(也称符号相互作用理论)是一种通过分析在日常环境中的人们的互动来研究人类群体生活的社会学理论派别,它主要研究的是人们相互作用发生的方式、机制和规律。

2. 符号互动论的基本理论

(1)米德把个体看作是相互作用的基本分析单元,强调符号和语言的作用。

(2)研究个体、群体、社会是如何发出信息、传递信息以及对方对此的反应。

(3)提出公式。刺激→符号的意义→反应。米德认为人与人在交往中的相互影响,可以用模式图表示。

3. 局限性　把整个社会关系和文化简单归结为符号,过分夸大了外部行为的影响力,而忽视了人的主观能动性,人在交往过程中的积极性和主动性,把社会中人们复杂的交往关系简单化,有机械主义的倾向。

四、主体－环境相互作用论

相互作用分析理论是一种心理治疗理论,以后被推广为一种人际交往分析工具。医患关系的发展也符合相互作用的理论。

代表人物是皮亚杰,认为语言源于认知,认知起源于主客体之间在人的心理发展中,遗传与环境是相互依存、相互联系的制约关系,是相互渗透、相互转化的互动关系;遗传与环境的相互作用受个体主观能动性的影响,人的认识来源于主体与客体的相互作用,主客体相互作用是主体相对于客体而做出的能动作用。

五、控制程度与人际吸引的规律

医务人员必须促进肯定情感,避免否定情感。

1. 相近吸引　相近吸引是由于时间及空间上的接近而产生的吸引。

2. 相似吸引　以人们彼此之间的某些相似或一致性特征,如态度、信念、价值观念、兴趣、爱好等为基础的吸引。

3. 相补吸引　当交往的双方需要以及对对方的期望成为互补关系时,就会产生强烈的吸引力。

4. 相悦吸引　相悦是指在人际关系中能够使人感受到精神及心理上的愉快及满足的感觉。

5. 仪表吸引　仪表在一定的程度上反映了个体的内心世界。仪表包含有先天及后天的获得性素质。如身材及容貌属于先天性素质,而衣着、打扮、风度、气质则与后天的教养、文化及知识层次有关。仪表在人际吸引过程中有重要的作用,特别是在第一次交往后会不会持续交往中起决定性的作用。

6. 敬仰性吸引　这种吸引关系一般是单方面的对某人的某种特征的敬慕而产生的

人际关系。

附:人际关系综合诊断量表

指导语:本量表共 28 个问题,每个问题做"是"(打√)或"否"(打×)回答。请你认真完成。然后参看后面的记分方法,对测验结果做出解释。		
1. 关于自己的烦恼有苦难言	是	否
2. 和生人见面时感觉不自然	是	否
3. 过分羡慕和妒忌别人	是	否
4. 与异性交往太少	是	否
5. 对连续不断的会谈感到困难	是	否
6. 在社交场合感到紧张	是	否
7. 时常伤害别人	是	否
8. 与异性来往感觉不自然	是	否
9. 与一大群朋友在一起常感到孤寂或失落	是	否
10. 极易受窘	是	否
11. 与别人不能和睦相处	是	否
12. 不知道与异性相处如何适可而止	是	否
13. 当不熟悉的人对自己倾诉他的生平遭遇以求同情时,自己常感到不自在	是	否
14. 担心别人对自己有什么坏印象	是	否
15. 总是尽力使别人欣赏自己	是	否
16. 暗自思慕异性	是	否
17. 时常避免表达自己的感受	是	否
18. 对自己的仪表(容貌)缺乏信心	是	否
19. 讨厌某人或被某人所讨厌	是	否
20. 瞧不起异性	是	否
21. 不能专注地倾听	是	否
22. 自己的烦恼无人可申诉	是	否
23. 受别人排斥与冷漠	是	否
24. 被异性瞧不起	是	否
25. 不能广泛地听取各种意见、看法	是	否
26. 自己常因受伤害而暗自伤心	是	否
27. 常被别人谈论、愚弄	是	否
28. 与异性交往不知如何更好地相处	是	否

回答"是"记 1 分、"否"记 0 分。

如果总分在 0～8 分,说明受测者善于交谈,性格开朗,主动,关心别人,对周围朋友很好,愿意与他们在一起,彼此相处得不错。

如果总分在 9～14 分,说明受测者与朋友相处有一定的困扰,人缘一般,与朋友的关系时好时坏,经常处于起伏变动之中。

如果总分在 15～28 分,说明受测者在与朋友相处时存在严重困扰。分数超过 20 分,则表明人际关系行为困扰程度很严重,而且在心理上出现较为明显的障碍;受测者可能不善于交谈,也可能是个性格孤僻的人,不开朗,或者有明显的自高自大、讨人嫌的行为。

第三节　建立良好人际关系的策略

一、建立人际关系的基本条件

1. 主动交往　人际交往是人际关系存在与发展的首要条件。没有交往就不可能产生彼此的认识和情感,也就谈不上行为倾向的一致;人际交往是建立人际关系的社会活动,它渗透到社会各种生活之中。在人类社会里,每个人都生存于一定的群体之中,不可能脱离社会孤立生活,人的群体性决定了人际间频繁的交往。

2. 保持双方信念与价值观一致　双方建立人际关系的基本条件是保持双方的信念和价值观念的一致。形成共同的活动及语言,寻求共同的满足,迅速深化双方的人际关系。

3. 重视第一印象　要建立良好的人际关系,必须注意与对方的首次交往,巧妙地应用印象装饰,通过语言、行为、外表等为对方留下良好的第一印象。

4. 兴趣及爱好一致　建立和发展人际关系的重要条件是人际双方兴趣与爱好的一致。找到双方的兴趣及爱好的交汇点,容易建立良好的人际关系。

二、建立良好人际关系的策略

1. 优化自我形象　优化自我形象,培养健全的人格,是发展良好人际关系的基础。豁达、开朗、诚实、宽容、谦虚、热情等优良的个性品质,会产生一定的个人吸引力,会使人产生亲近感而促进人际关系的发展。

2. 主动提供帮助　任何人际关系的建立,只有当双方感觉对自己有益时才会去建立与维持。因此,当双方需要时,如果能真诚地提供帮助,不仅能确立良好的第一印象,而且能迅速缩小双方的心理距离。当人遇到困难或危机的时候,如果还能向他人提供帮助,则很快能赢得他人的信任及接纳感,双方就能建立良好的友谊关系。

3., 肯定对方价值　研究表明,人具有强烈的自我价值保护倾向,因此,当自我价值受到威胁时,人会处于强烈的自我防卫状态而出现一系列负性情绪。要建立良好的人际关系,一般需要选择恰当的方式及时机,恰如其分地肯定对方价值,并以真诚的方式表扬对方。

4. 加强人际交往　人与人之间的关系以情感为纽带,通过交往,有助于加深对方的了解,不断提高人际关系水平。应多关注对方的兴趣,经常互敬问候,通过各种方式维持和促进双方的人际关系,以便达到沟通和交流的目的。

三、改善人际关系的方法

(一)人际交往的基本原则

1. 平等的原则　人际交往,首先要坚持平等的原则。我们每个人都有自己独立的人格、做人的尊严和法律上的权利与义务,人与人之间的关系是平等的关系。无论是公务还是私交,都没有高低贵贱之分,要以朋友的身份进行交往,才能深交。同时,坚持平等的交往原则,就要正确估价自己,不要光看自己的优点而盛气凌人,也不要只见自身弱点而盲目自卑,要尊重他人的自尊心和感情,这是人际交往的基础。

2. 互利的原则 指交往双方的互惠互利。人际交往是一种双向行为,故有"来而不往,非理也"之说,只有单方获得好处的人际交往是不能长久的。所以要双方都受益,不仅是物质的,还有精神的,所以交往双方都要讲付出和奉献。

3. 信用的原则 交往离不开信用。信用指一个人诚实、不欺、信守诺言。古人"有一言既出、驷马难追"的格言。现在有以诚实为本的原则,不要轻易许诺,一旦许诺,要设法实现,以免失信于人。朋友之间,言必信,行必果,不卑不亢,端庄而不过于矜持,谦虚而不矫饰诈伪,不俯仰讨好位尊者,不蔑视位卑者显示自己的自信心,取得别人的信赖。

4. 宽容的原则 表现在对非原则性问题不斤斤计较,能够以德报怨,宽容大度。人际交往中往往会产生误解和矛盾,这就要求人们在交往中不要斤斤计较,而要谦让大度、克制忍让,不计较对方的态度、不计较对方的言辞,并勇于承担自己的行为责任,做到"宰相肚里能撑船"。他吵,你不吵;他凶,你不凶;他骂,你不骂。只要我们胸怀宽广,容纳他人,发火的一方也会自觉无趣。宽容克制并不是软弱、怯懦的表现。相反,它是有度量的表现,是建立良好人际关系的润滑剂,能"化干戈为玉帛",赢得更多的朋友。

(二)改善人际关系的途径和方法

交往活动中,每个人都应当使自己从思想观念、心理过程到行为表现方面注意对交往对象的影响效应,尽可能去强化正效应,克服负效应,提高人际交往的成功率,促进人际关系的健康发展。为了达到这一效果,必须要了解人的心理。有的人不懂得这一点,而把自己在人际交往中遇到的问题归咎于别人。其实,人际关系处不好的人,责任多半在于自己。为改善或建立成功的人际关系,要掌握以下几点:

1. 对人热情、感兴趣 在与他人交往中,即使其他条件都差,只要待人态度热情,就会使对方产生好感。因为热情显示了对对方的尊重和礼貌,满足对方尊重的需要。但对人热情是发自内心的真诚,体现在对对方尊重、理解、信任和帮助。热情如果主要以物质的铺张、奉承来表示,只会使人不安或紧张,从而引起人的反感和不满。总之,对人热情、感兴趣是最有效的交友之道。

2. 多考虑别人的需要和利益 人际关系成功的秘诀之一,就是无损于人,而且要有助于他人,使别人获得成功和幸福,同时自己也得到满足。人际交往中正确的态度应是彼此帮助,同时对别人的帮助一定要表示感激之情,这样相互之间的友谊会越来越深厚,朋友会越来越多。在对别人进行帮助时,要注意两个问题:一是在帮助别人时,不要造成别人的负担,似乎欠你很多情,要自然,不勉强虚伪;二是不要期待别人的回报,给别人多少帮助就要求回报多少,或者更多,这都是不可取的。应该认识到,只要做了能给别人带来愉快和幸福的事,就是对自己最好的回报。不为自己和私利,就是真正的交友之道。人们都有渴望被认可和肯定的心理,为此,我们在人际交往中,要善于发现、表扬和赞赏别人的长处,以调动对方的积极性。

3. 理解别人、尊重别人,维护人格和尊严是人的本性 尽管有分工的不同,但在人格上人们都是平等的。每个人在人际交往中都渴望得到别人的尊重,这是人的基本精神需求之一。我们要从"心理"上尊重别人,尊重对方的个性特点。在与别人的交往时,不能自居、自傲而去要求别人适应自己,只愿与自己谈得来的人交往,这样的人在人际关系上呈现半封闭状况,影响人际关系的建立;我们要在"角色"上尊重别人。把握角色是交谈和交往的基本要求,要善于根据时间、地点的变化而变换角色,否则就很难避免造成不尊重人的场面;我们要在"话题"上尊重别人。无论对对方话题是否有兴趣,都要注意倾听别人说话,要注意选择双方都熟悉的感兴趣的话题,在对方谈兴正浓时不要随便转移话题,不打断别人说话,问话时要注意不触及对方的"敏感地带",要注意在不同场合谈论合适话题;要在"礼仪"上尊重别人。礼仪即体现了一个人的品德修养,也体现了对人的尊重。如在社交场合要注意自己的形象,在称呼上尊重别人,注意记住别人的名字,在时间上守时不失约,礼貌对人、谦虚待人等等。

4. **经常保持联系** 根据接近性原理,人与人之间的友谊需要通过经常保持联系来维持,常用的一些做法有:

(1)要创造条件,经常见面。如利用节假日拜访朋友,抽出时间多走一走,聊一聊等。

(2)对不常见的朋友,可以利用现代科技通信手段,如打电话、发传真、E－mail 或书信来往等,以保持相互联系。

(3)一些特定的组织中,如学校、企业等,可以通过各种各样的活动来增进人们之间的交流,如组织郊游、联欢、舞会或聚餐等。

5. **学会"角色互换"** 学会角色互换,就是要设身处地地从对方的角度出发,把作为主体的自我当作客体来审视和评价,这样就能比较公正地理解别人的想法,也能比较客观地看待自己的行为得失。

6. **打破先入之见** 社会生活中,每个人作为一定的社会角色都在与人交往,人们也总是根据对不同的交往对象所产生的角色认识来采取不同的交往方式。由于角色认识的错误,会产生错误的角色期待,这就会使我们与对方的交往初始便带上了先入为主的偏见,这种偏见还可能因我们的行为而唤起对方的同类反应。在社会交往中,人人都会保持自尊,你期待别人如何待你,你先得如何待人;你要发现别人的长处,就得先抛却偏见。只有冲破偏见,才可能发现对方的本来面目,唤起积极的同类反应,保证双方交往顺利进行。

7. **战胜自卑和孤独** 自卑常常使人不敢大方地与人平等交往,因而形成孤独。这种人虽然主观上有与人交往的强烈欲望,但在客观现实中则不敢进入社会圈子,唯恐受到别人的拒绝和耻笑,与人交往时容易出现脸红心跳、张皇失措的现象,如果发展严重就表现为"社交恐惧症"。实际上正是由于过低地估计了自己。而别人对他们的轻视态度,常常正是由于他们自己的自卑和退避行为所造成的。实际上,每个人都各有长短,与人比较是为了取长补短。促使自己进步,大可不必因此而自卑地不敢与人交往。坦率的交往中,暴露才能和暴露缺点都是十分正常的。通过人际间的相互作用,才能学会正确地评价别人和自己,在共同活动中沟通彼此的心灵,获得自尊,抛弃自卑,积极社交,摆脱孤独,在平等的社会交往中使自己获得积极的发展。

实 践 训 练

1. 作为一名医生,当一位晚期肝癌患者住进医院时,请就"该不该告诉患者真实病情"一事谈谈你的看法。

2. 请用人际交往理论分析你自己体会最深的一次人际交往实践。

▶▶▶综合测试题◀◀◀

一、名词解释

1. 人际关系

2. 人际冲突

3. 首因效应

二、单项选择题

1. 下列项目中不属于建立良好人际关系策略的是
   A. 主动交往
   B. 帮助他人
   C. 交往者自身素质
   D. 肯定对方自我价值
   E. 优化自我形象

2. "恶人先告状"这句成语反映的认知效应属于
   A. 首因效应　　　B. 近因效应
   C. 光环效应　　　D. 刻板印象
   E. 免疫效应

3. 人际关系的特点不包括
   A. 吸引性　　　B. 社会性
   C. 复杂性　　　D. 多重性
   E. 多变性

4. 人际交换理论的代表人物是
   A. 马克思　　　B. 皮亚杰
   C. 马斯洛　　　D. 达尔文
   E. 霍曼斯

5. 人际交往的基本原则不包括
   A. 平等　　　B. 互惠
   C. 互利　　　D. 宽容
   E. 信任

6. 人际关系存在及发展的首要条件是
   A. 主动交往

B. 重视第一印象
C. 保持双方信念与价值观一致
D. 兴趣与爱好一致
E. 注重肢体语言

三、多项选择题

1. 个体人际冲突的处理应注意
   A. 明确人际关系的原则
   B. 克服人际认知的偏差
   C. 培养良好的交往品质
   D. 学会交际的技巧
   E. 注重第一印象

2. 人际关系的理论主要包括
   A. 马克思的社会交往理论
   B. 人际需要理论
   C. 交换理论
   D. 相互作用理论
   E. 认识平衡理论

3. 建立良好人际关系的策略有
   A. 优化自我形象
   B. 主动提供帮助
   C. 肯定对方价值
   D. 注重个人名誉
   E. 加强人际交往

4. 人际关系的作用包括
   A. 推动医学事业发展
   B. 发挥医院整体力量
   C. 提高个人魅力
   D. 协调医患关系
   E. 促进医务人员成才

四、简答题

1. 人际冲突的处理方式有哪些?

2. 怎样理解人际关系的定义？

3. 试述马斯洛需要层次论的局限性。

4. 学习人际沟通的方法有哪些？

5. 人际沟通课程与医务工作的关系是什么？

6. 人际沟通与人际关系之间的辩证关系是什么？

五、案例分析题

1. 一重感冒患儿就医时，虽高烧，但一般情况尚好，无继发感染。其家长坚持要医生使用高级抗生素，而医生认为没有必要。

问题：医生出于什么考虑？家长出于什么考虑？想法不能取得一致时，患儿家长可能采取什么举动？医生应该怎么办？

2. 北京某医院一患儿，因"哮喘"急诊就医。家长诉该患儿已经患哮喘几年，这次又严重发作，故急诊就医。医生仔细检查后认为是气管异物，患儿生命危在旦夕，需行急诊手术取出，否则后果不堪设想。但家长坚决否认异物吸入史，坚持认为是哮喘，不同意手术。情急之下，医生自作主张，为患儿做了急诊手术，取出了异物（瓜籽），挽救了患儿生命。医生的做法对吗？如果患儿在手术中死亡，会有什么后果？

3. 一位性病患者就医后，医生将这位患者患了性病的事实通报其所在单位，结果患者被单位开除。患者的妻子也离开了他，邻居歧视他，患者最终自杀而亡。医生的做法在伦理学上有问题吗？

4. 患者李某，在省肿瘤医院手术后，不幸去世。其家属10余人在医院大厅设起灵堂，打起标语，围堵医院大门讨要说法。医生们分析其死因是：年龄较大、体质较弱；手术后直肠不能长合，出现分泌物渗漏，导致感染。死者家属要求医院支付50万元的赔偿，医院认为目前尚无任何医疗鉴定，拒绝了这一赔偿要求。随后，死者家属又先后提出20万、8万的赔偿要求，但院方都没有答应。

问题：请试就此案例，探析影响医患关系和谐的原因。

5.《三国演义》中凤雏庞统当初准备效力东吴，于是去面见孙权。孙权见庞统相貌丑陋，心中先有几分不喜，又见他傲慢不羁，更觉不快，最后，广招人才的孙仲谋竟把这位与诸葛亮比肩齐名的奇才拒之门外。尽管鲁肃苦言相劝，也无济于事。请用人际认知的相关心理效应分析上述案例。

6. 李小娜第一天在人民医院呼吸科实习，见到科主任后紧张得说不出话，也忘了做自我介绍；当代教老师亲切地和她问好时，她只是木讷地点点头；患者微笑着与她打招呼，她也不知道该不该笑，最后只是咧了一下嘴角；晨会时听到大家用流利的语言进行交谈，非常羡慕，同时也对自己今天的表现很不满意。但后来她又想，我只要理论好、技术精就行了，会不会讲话并不重要。李小娜的想法对吗？她应该怎样培养自己的沟通能力？

（卫艳萍　苏晓云）

第三章　人际沟通

第一节　人际沟通概论

一、人际沟通的含义与过程

(一)含义

人际沟通就是人们运用语言符号系统和非语言符号系统传递信息的过程。把人的观念、思想、感情等看作信息，人际沟通就可看作信息交流的过程。

(二)过程

沟通的核心是信息，如果从单向沟通的角度来看，对信息的传递和接收就构成了沟通的过程。但是从双向沟通的特点来看，信息被接收以后，还包括一个接受者主动反应和理解的阶段。

沟通的过程是一个互动的、渐进的过程，即沟通的双方都要发出信息，同时又要接受对方的反馈信息，并根据反馈信息来调整沟通策略，然后再次发出信息，如此不断反复，直到达到目的后沟通结束(图3-1)。

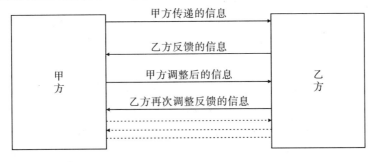

图3-1　人际沟通过程

人际沟通过程包括输出者、接受者、信息、沟通渠道、障碍、反馈、环境等7个主要因素。

1. **输出者**　信息的输出者就是信息的来源，他必须充分了解接受者的情况，以选择合适的沟通渠道以利于接受者的理解。要顺利地完成信息的输出，必须对编码(encoding)和解码(decoding)两个概念有一个基本的了解。编码是指将想法、认识及感觉转化成信息的过程。解码是指信息的接受者将信息转换为自己的想法或感觉的过程。

2. **接受者**　接受者是指获得信息的人。接受者必须从事信息解码的工作，即将信息转化为他所能了解的想法和感受。这一过程要受到接受者的经验、知识、才能、个人素质以及对信息输出者的期望等因素的影响。

3. 信息 信息是指在沟通过程中传给接受者(包括语词性和非语词性)的消息,同样的信息,输出者和接受者可能有着不同的理解,这可能是输出者和接受者的差异造成的,也可能是由于输出者传送了过多的不必要信息。

4. 沟通渠道 沟通类型是信息得以传送的载体,可分为正式与非正式的沟通、上行沟通、下行沟通、平行沟通。

(1)正式沟通 是指在组织系统内,依据一定的组织原则所进行的信息传递与交流。例如组织与组织之间的公函来往,组织内部的文件传达、召开会议,上下级之间的定期的情报交换等。正式沟通的优点是:沟通效果好,比较严肃,约束力强,易于保密,可以使信息沟通保持权威性。重要的信息和文件的传达、组织的决策等,一般都采取这种方式。其缺点是由于依靠组织系统层层的传递,所以较刻板,沟通速度慢。

(2)非正式沟通 指正式沟通渠道以外的信息交流和传递,它不受组织监督,自由选择沟通渠道。非正式沟通的优点是:沟通形式不拘,直接明了,速度很快,容易及时了解到正式沟通难以提供的"内幕新闻"。非正式沟通能够发挥作用的基础是团体中良好的人际关系。其缺点表现在:非正式沟通难以控制,传递的信息不确切,易于失真、曲解,而且它可能导致小集团、小圈子,影响人心稳定和团体的凝聚力。

(3)上行沟通 主要是指团体成员和基层管理人员通过一定的渠道与管理决策层所进行的信息交流。它有两种表达形式:一是层层传递,即依据一定的组织原则和组织程序逐级向上反映;二是越级反映,指减少中间层次,让决策者和团体成员直接对话。上行沟通的优点是:员工可以直接把自己的意见向领导反映,获得一定程度的心理满足;管理者也可以利用这种方式了解企业的经营状况,与下属形成良好的关系,提高管理水平。上行沟通的缺点是:在沟通过程中,下属因级别不同造成心理距离,形成一些心理障碍;害怕"穿小鞋",受打击报复,不愿反映意见。有时,由于特殊的心理因素,经过层层过滤,导致信息失真,出现效率不佳或适得其反的结局。

(4)下行沟通 是指管理者通过向下沟通的方式传送各种指令及政策给组织的下层,其中的信息一般包括:①有关工作的指示。②工作内容的描述。③员工应该遵循的政策、程序、规章等。④有关员工绩效的反馈。⑤希望员工自愿参加的各种活动。下行沟通的优点是:它可以使下级主管部门和团体成员及时了解组织的目标和领导意图,增加员工对所在团体的向心力与归属感。它也可以协调组织内部各个层次的活动,加强组织原则和纪律性,使组织机器正常地运转下去。下行沟通的缺点是:如果这种渠道使用过多,会在下属中造成高高在上、独裁专横的印象,使下属产生心理抵触情绪,影响团体的士气。此外,由于来自最高决策层的信息需要经过层层传递,容易被耽误、搁置,有可能出现事后信息曲解、失真的情况。

(5)平行沟通 是指在组织系统中层次相当的个人及团体之间所进行的信息传递和交流。在企业管理中,平行沟通又可具体地划分为四种类型:①企业决策阶层与工会系统之间的信息沟通;②高层管理人员之间的信息沟通;③企业内各部门之间的信息沟通与中层管理人员之间的信息沟通;④一般员工在工作和思想上的信息沟通。横向沟通可以采取正式沟通的形式,也可以采取非正式沟通的形式。通常是后一种方式居多,尤其是在正式的或事先拟定的信息沟通计划难以实现时,非正式沟通往往是一种极为有效的补救方式。

横向沟通具有很多优点:①它可以使办事程序、手续简化,节省时间,提高工作效率。②它可以使企业各个部门之间相互了解,有助于培养整体观念和合作精神,克服本位主义倾向。③它可以增加职工之间的互谅互让,培养员工之间的友谊,满足职工的社会需要,使职工提高工作兴趣,改善工作态度。其缺点表现在:横向沟通头绪过多,信息量大,易于造成混乱;此外,横向沟通尤其是个体之间的沟通也可能成为职工发牢骚、传播小道消息的一条途径,造成涣散团体士气的消极影响。

5. 障碍　信息在沟通过程中可能因为某些因素的影响,或沟通系统本身存在问题而失真或误传,这种现象被称为障碍(或干扰)。它有时来自于参与者自身,有时来自于环境中的影响因素,即所谓沟通"噪声"。

6. 反馈　信息输出者与信息接收者之间针对信息的相互反应。

7. 环境　沟通发生的地方和周围的各种条件。在沟通中,这往往显得很重要,它关系到沟通是否顺畅。

二、人际沟通的模式与层次

人际沟通的模式有很多种,但没有一个是被普遍认同的。

(一)拉斯韦尔沟通模式

1. 基本内容　最早的模式是美国政治学家拉斯韦尔提出的"5W"模式(图3-2);描述沟通行为的一个方便的方法,是回答下列五个问题:谁? 说了什么? 通过什么渠道? 对谁? 得了什么效果?

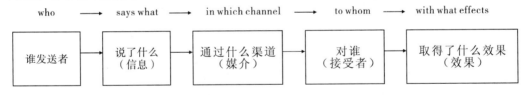

图3-2　拉斯韦尔沟通模式

2. 特点　该公式注重沟通效果,尽管简单,但至今仍是指导人们沟通过程的方面的综合性方法,也是一种线性沟通模式。

(二)申农沟通模式

1. 基本内容　数学家申农及助手韦弗1949年提出自己的模式(图3-3)。

2. 特点　该模式提出了噪音概念,表明发出的信息和接受者收到的信息并不总是相同的。

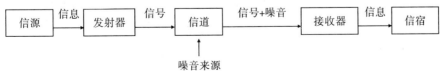

图3-3　申农沟通模式(通讯系统模型)

（三）施拉姆沟通模式

1. **基本内容** 较为流行的人际沟通模式是施拉姆提出的环境模式（图3－4）。发送者和接受者在编码、阐释、解码、传递、接受时，形成一种环形的相互影响的和不断反馈的过程。施拉姆提出了编码、解码、反馈概念，参加交流的人既是信息发送者又是信息接受者的双重角色概念，对信息的编码解码构成了人们的交流。该模式更注意交流的过程，而不是交流的效果。

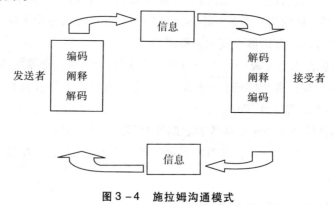

图3－4 施拉姆沟通模式

2. **特点** 这一沟通模式对人际沟通的情境更具有概括性和适应性，是一个易于分析的人际沟通模式。

总之，这些代表性模式都有助于人们理解普通意义上的沟通，从中可以寻找出沟通的基本因素。

人际沟通有五个层次，随着相互信任程度的增加，层次逐渐升高。

1. **一般性交谈** 一般性交谈是一般的社交应酬开始语，如"你好""今天天气真好""你吃过饭了吗"之类的招呼语，在短时间内使用，会有助于打开局面和建立友好关系，但不宜千篇一律地问候，而不进入深一层次的交流。

2. **陈述事实** 陈述事实是指不参与个人意见，不牵扯人与人之间的关系，只报告客观事实的沟通。双方尽可能不用语言或非语言行为影响对方对事实的陈述。

3. **交换意见** 在此层次，一般双方都已建立了信任，可以互相交换自己的看法，交流各自对问题或事实的意见，双方注意在此层次不能流露出否定或嘲笑的意思，以免影响对方的信任，以致不再继续提出自己的看法和意见。

4. **交流感情** 感情交流只有在互相信任的基础上，有了安全感，人们自然会愿意说出自己的真实想法和对各种事件的反应。为了给对方一个适合的情感环境，双方应做到坦率、热情和正确地理解，进一步建立信任感和安全感。

5. **沟通高峰** 沟通高峰是一种短暂的、完全一致的感觉，很少有人能达到这一层次，维持的时间也不会太长，只有在感情交流层次时，偶尔自发地达到高峰。

在人际关系中，可以出现沟通的各种层次，重要的是双方应在赶到最舒适的层次时进行沟通，不要强求进入较高层次，我们应经常评估自己的沟通方式，避免由于自己的言行不当而使双方的沟通关系停留在低层次上。

三、人际沟通的分类

根据不同的划分标准,可以将人际沟通划分为多种形式,每种形式的沟通都与我们的日常工作密切相关。

(一)语言沟通与非语言沟通

根据信息载体的不同,人际沟通可分为语言沟通和非语言沟通。

1. 语言沟通　语言沟通以语言文字为交流媒介,又可细分为口头语言沟通和书面语言沟通两种形式。

(1)口头语言沟通　采用口头语言的形式进行沟通,是人们最常用的交流方式,包括听话、说话、交谈、演讲、正式的一对一讨论或小组讨论、非正式的讨论以及传闻或小道消息传播等。口头沟通一般具有亲切、反馈快、弹性大、双向性和不可备查等特点。最常见的口头沟通有交谈和演讲。

(2)书面语言沟通　利用书面文字的形式进行沟通,一般比较正式、准确,具权威性,同时具有备查功能。书面语言沟通包括阅读、写作、医疗文书、信件、合同、协议、通知、布告、组织内发行的期刊、公告栏等一切传递和接受书面文字符号的手段,其中最常见的是阅读和写作。

2. 非语言沟通　非语言沟通是指通过某些非语言媒介而不是通过讲话或文字来传播信息的方式,如一个人的仪表、表情、行为举止、人际距离和环境等。

据有关资料显示,在面对面的沟通过程中,那些具有社交意义的信息仅有不到35%来自语言文字,而65%是以非语言方式传达的。

(二)正式沟通与非正式沟通

按沟通渠道有无组织系统,可将沟通分为正式沟通和非正式沟通。

1. 正式沟通　是指在系统组织内,按照组织规定的程序和原则进行的信息传递与交流过程,如医院、科室护理人员的工作往来,护士向护士长汇报工作,科主任传达院办公会精神,教师授课等。正式沟通的特点在于沟通渠道比较固定,信息传递准确,但沟通速度较慢。在正式沟通过程中,沟通双方对于语言性的、非语言性的信息都会高度注意,语言用词上会更准确,并会注意语法的规范化,对于着装、姿势、目光接触等也会十分注意。人们希望通过这些表现来为自己塑造一个好的形象。在正式沟通过程中,常常存在典型的"面具"效应,即人们试图掩饰自己的不足,行为举止会变得更为符合社会规范。

2. 非正式沟通　是指正式沟通渠道以外的信息交流和意见沟通,如私人聚会、小群体闲谈、议论某人某事、传播小道消息等。非正式沟通的特点是沟通形式灵活、信息传递速度快,但不一定可靠。人们的一些思想、动机、态度、情感、需要和目的在正式沟通中往往不便表达,而在非正式沟通中易于表达出来,行为举止也更接近本来面目,沟通者对于语言和非语言信息的使用都比正式沟通随便。

(三)有意沟通和无意沟通

按照沟通的目的是否明确,可将人际沟通分为有意沟通和无意沟通。

1. 有意沟通　是指目的明确的沟通。通常的谈话、看病、心理咨询、打电话、写信、讲课,甚至闲聊,都是有意沟通。表面上看,闲聊好像没有目的,实际上,闲聊本身就是目的,通过闲聊可以排解孤独,消磨时光。

2. 无意沟通　是指在与他人接触中无意识中发生的沟通。事实上,出现在我们感觉范围中的任何一个人,都会与我们有某种信息交流。如护士白天在巡查病房时,发现患者正在熟睡,会不自觉地放慢脚步、压低说话声音;如学生在上自习时,如果有别人和他一起学,不管认识不认识,都会不自觉地比独自一人学习更加认真。显然,这就是彼此之间有了相互影响和信息交流、沟通。由此可见,无意沟通不仅仅是经常发生的,而且还是广泛存在于我们周围的。

(四)征询型沟通、告知型沟通与说服沟通

根据沟通的目的,人际沟通可分为征询型沟通、告知型沟通与说服型沟通。

1. 征询型沟通　是指以取得期待的信息为目的的沟通。比如医生在看病过程中与患者之间的沟通就是征询型沟通,通过收集患者的相关信息,如既往健康问题、家族病史、发病情况、发病原因等,了解患者目前的健康状况和心理状态。知悉患者当前就诊的主要原因和需求。这些信息的获得可以为医生确定诊断、制订治疗计划提供可靠的依据。

2. 告知型沟通　是指以告知对方自己的观点为目的的沟通。告知型沟通既可以采用言语沟通,也可以采用书面沟通的方式。比如医生可以向患者告知治疗方案、医院的住院环境、需要做的检查程序、当前的诊断结果、今后的注意事项、治疗本病的风险及医院的规则制度等。

3. 说服型沟通　是指以改变对方观点为目的的沟通。由于说服型沟通是以改变对方的态度、观点、思想、情感、方法、习惯等为目标,而不仅仅是信息传递,所以难度一般较大。比如医生向患者介绍最新的治疗技术让患者接受、老师指出学生在学习生活中存在的毛病让其改正等等,很多时候,以失败告终。

(五)直接沟通与间接沟通

根据沟通的媒介有无,分为直接沟通和间接沟通。

1. 直接沟通　指运用人类自身固有的手段,无需媒介做中间联系的人际沟通,如面对面的谈话、演讲、上课等,它是人际沟通的常用方式。

2. 间接沟通　依靠诸如信件、电话、电报、短信等媒介做中间联系的人际沟通,成为间接沟通。这类沟通方式正日益增多,改变着社会的生产方式、人们的生活方式及人们的沟通方式,拓宽了人际沟通的范围。即使远隔千里,人与人之间,通过电话、短信、E－mail,可以像面对面一样地交流信息。

(六)单向沟通与双向沟通

根据沟通中信息的流动方向分为单向沟通与双向沟通。

1. 单向沟通　指信息单向流动的沟通,在沟通时,沟通双方的地位不变,信息的流动只由一方向另一方进行,另一方接受信息而不向对方发送信息。例如做报告、演讲、发布命令等。其特点是接受面广,速度快,但没有及时地反馈信息。发布命令时,多用这种形式。

2. **双向沟通**　指信息双向流动的沟通,在沟通时,发送信息者与接受信息者之间的地位不断发生变换,信息沟通与信息反馈多次往复,如讨论、协商、谈判和谈话。其特点是双方的信息及时反馈校正,准确可靠,但信息传递速度慢。人际沟通中的绝大多数都是双向沟通。

(七)上行沟通、下行沟通和平行沟通

根据沟通中输出者和接收者之间的关系,分为上行沟通、下行沟通和平行沟通。

1. **上行沟通**　是自下而上的沟通,即下级向上级反映情况的沟通。例如,医院院长接待日听取职工或患者的意见,学校组织的教学反馈座谈会等。其功能在于组织决策层及时而准确地了解内部运作状况、成员的意见、意愿及建议,以便做出正确决策。

2. **下行沟通**　是一种自上而下的沟通,即指上级把政策、目标、制度、规则等向下级传达的沟通。例如国家发布主席令、公布重大决定、医院领导向各基层科室领导发出指令、传达政策、提出要求等。其功能在于安排工作、布置任务等。

3. **平行沟通**　指组织或群体中的同级机构和成员之间的横向沟通。例如,朋友间的信件往来,医生与医生之间的沟通,护士与护士之间的沟通,护士长之间的工作交流。其功能在于调整组织或群体及其成员之间的关系,减少摩擦和冲突,增进相互间的合作和友谊。

虽然人际沟通有不同的种类,现在科技的进步也为沟通提供了方便,但最有效的方式仍然是面对面交谈这种最原始的沟通方式,而且这种最原始的人际沟通方式是无可取代的。

四、人际沟通的特点与功能

(一)人际沟通的特点

1. 在人际沟通中,沟通双方都有各自的动机、目的和立场,都设想和判定自己发出的信息会得到什么样的回答。因此,沟通的双方都处于积极主动的状态,在沟通过程中发生的不是简单的信息运动,而是信息的积极交流和理解。

2. 人际沟通借助言语和非言语两类符号,这两类符号往往被同时使用。二者可能一致,也可能矛盾。

3. 人际沟通是一种动态系统,沟通的双方都处于不断的相互作用中,刺激与反应互为因果。如乙的言语是对甲的言语的反应,同时也是对甲的刺激。

4. 在人际沟通中,沟通的双方应有统一的或近似的编码系统和译码系统。这不仅指双方应有相同的词汇和语法体系,而且要对语义有相同的理解。语义在很大程度上依赖于沟通情境和社会背景。沟通场合以及沟通者的社会、政治、宗教、职业和地位等的差异都会对语义的理解产生影响。

(二)人际沟通的功能

关于人际沟通的功能,学者们看法不一。美国学者费斯汀格认为,人际沟通有两种功能:第一,传递信息的功能;第二,满足个人心理需要的功能。有的学者认为,人际沟通有三种功能:第一,信息的沟通功能;第二,思想的沟通功能;第三,人际关系的沟通功能。其他学

者还有不同的提法,我们综合各家的论述,认为人际沟通的功能可以归纳为以下三个方面:

1. 协调功能　人际沟通的协调功能体现在两个方面:其一,协调情感,即人际沟通可以使沟通者心理得到某些满足;其二,协调动作,即沟通者从沟通的信息中自动调节自己的行为。如果一个团体中人与人之间沟通阻塞,那么成员间的隔阂、误会、矛盾就会骤然上升。一旦这些阻塞被排除,沟通畅通了,那么隔阂、误会、矛盾就会逐渐消失。因此,人际沟通有利于提供信息,增进了解和情感,起着提高情绪、增强团结、调整行为的作用,即协调功能。

但是,苏联社会心理学家彼得罗夫斯基注意到,并非所有的人际沟通都能起协调作用,有时候人际沟通则可以起破坏作用,如某人打了另一个人一个耳光,或骂了一句难听的话,双方关系能协调吗?他认为,人际沟通可以起协调作用,也可以起不协调作用。

2. 保健功能　人际沟通是人类特有的需求。如果人的这种需求得不到满足,就会影响个人的身心健康。因此,人际沟通对于个人来说,也是个体生活中不能缺少的行为。保持人与人之间的充分的思想情感的交流,保持实现沟通行为所必须的条件,是保证个人心理健康成长所必需的,这就是沟通的保健功能。

3. 加强沟通　人际沟通对老年人来说,更是不可忽视的动力源泉之一。如果老人之间缺乏信息的传递,个人就会感到空虚、抑郁,还会促使脑细胞萎缩。美国心理学家摩根对纽约州退休老人做调查,发现凡是在人际关系方面保持较多来往并较为协调的老人,比那种很少与人往来的老人,有更多的幸福感。而后一种老人更多地体验到的是悲伤感和孤独感。为此,许多国家建立了各种老年中心、老人俱乐部等机构,以增进老年人之间的信息传递。

(三)形成和发展社会心理的作用

人的社会心理正是在同他人进行人际沟通过程中,逐渐形成和发展起来的。社会心理现象主要包括个体在社会、群体和他人的影响下心理发展变化的规律,个人对群体、群体对个人的相互影响和心理效应,以及群体间的相互影响和作用,而这些心理现象和规律,又无一不是以信息交流为前提的。例如,社会态度的变化,依赖于信息交流;群体的构成和维系,离不开人际沟通;沟通信息量的多寡决定领导行为;权力模式和决策过程也依赖于信息交流。由此可见,没有人际的信息交流,就没有社会心理的产生。这在一定程度上也说明了为什么有的学者把人际沟通视为社会心理学这一学科的整个问题系统的逻辑中心。

五、人际沟通的障碍与影响因素

(一)人际沟通的障碍

1. 个人障碍

(1)自我认知的偏误　认知,即认识,是指人类认识客观事物,获得知识的活动,包括知觉、记忆、言语、思维和问题解决等过程,按照认知心理学的观点,人的认知活动是人对外界信息进行积极加工的过程。每个人的认知程度水平都是有限的、相对的,很多人都带有偏见,这些偏见开始时是组织内某个或某几个人的说法或者是抱怨,久而久之就行成了一种偏见,造成认知的偏误。例如人家说同样一个职位,用男职员比用女职员好,这句话是一个偏见。因为社会学家研究的结果,女人和男人的智慧是差不多的,只有对某些危险的事情,女人的体力差一点,持重的事情女人的精神负担不了,但是不能因此就否定女人的工作能力。因此,认知的偏误就形成了沟通的个人障碍。

(2)已有经验的影响　什么是经验?哲学上指感觉经验,是人们在实践过程中,通过自己的感官直接接触客观外界而获得的对客观事物的表面现象的认识。辩证唯物主义认为,经验是一切认识的起点,但只有上升为理性认识,才能把握事物的本质,更正确地认识世界和指导改造世界。我们遇到问题时不能常常说这是我的经验。过去的经验不见得是正确的,也有错误的经验。过去的经验就常常使我们心理上产生依赖感,而不是根据具体情况,根据事务的发展和变化来进行沟通处理事情,从而造成沟通的障碍。有些经验还很顽固。现在流行一句话叫"成功不能复制"。如果开会可以解决问题,那每个单位只要开会就可以解决问题了,很多行政组织部门都有许多会,哪家单位不开会?如果开会真能解决问题,有些单位工作还做不好吗?其实那只是过去的经验,不能光开会了事,那只能解决个别部分问题。

(3)语言障碍　这一点显而易见,语言是人类最重要的交际工具,当然也是最重要的组织内部沟通工具。它同思维有密切的关系,是人类形成和表达思想的手段,也是人类社会最基本的信息载体,人们借助语言保存和传递人类文明的成果。语言是人区别于其他动物的本质特征之一。共同的语言又常是民族的特征,语言就本身的机制来说,是社会约定俗成的音义结合的符号系统。语言没有阶级性,一视同仁地为社会各个成员服务,但社会各阶级阶层或社会群体会影响到语言,而造成语言在使用上的不同特点或差异。正是特点的不同,差异的存在,造成语言障碍,从而形成沟通的障碍。

(4)沟通双方地位的差异　地位的差异造成心理的沟通障碍,特别是组织中上下级之间非常明显。根据行政沟通的方向性,分为向下、向上和平行三个方向,一般来说向上沟通在实际中有不少障碍,心理研究表明,下级在向上级汇报工作或主动沟通中,常常带有担心说错、怕承担责任、焦虑等心理,致使沟通不常常是在宽松流畅的氛围中进行,形成沟通障碍。而在向下沟通的过程中,主动沟通的是上级,虽然会受到欢迎拥护,但毕竟有时会居高临下,造成下属的压迫感和紧张,也会形成沟通障碍。平行的沟通虽然地位的差距不大,但并不会有地位完全相等的两个人,位置职务的重要与否、职称的高低、资历深浅、组织中成员的认可度等,都会多多少少形成地位的优越感、重要感或压迫感、低下感,从而引发心理障碍,造成沟通的不畅。

2. 组织中有效管理沟通的组织障碍

(1)准备的不足　行政沟通前必须要有所准备,组织沟通中要做到有备无患,这是任何一个场合都适用的原则。沟通前要做好充分的收集情况的工作。要做到信息的畅通,首要问题是信息要充分准确,适当的准备才可保证沟通的有效和成功,防止沟通中不良的表现。

(2)时间带来的压力　在时间的压力下,很容易做出仓促的决定,即管理学上的芝麻绿豆原理:就是对于重要的事情两三天就下决定了,而对于芝麻绿豆的小事情却拖了两个月都没有下决定。重大决策有时太过于仓促就下决定了,而芝麻绿豆的事却要搞半天,在沟通中经常会发现这种情况。

(3)错误的期望　对绝无可能实现的事情抱有期望,结果定会令你失望。组织中的沟通管理,强调要对各方的利益、目的以及为实现收益各自所应尽的职责进行开诚布公的讨论,其原因正在于此。在收益和职责上开诚布公,可以减少错误的期望所带来的危险,或者至少能够认清它们是错误的。不要把错误的期望视作居心不良的标志,它们通常产生于某一方沟通愿望的一般形式,或者对沟通或交易的预先设想。

(4)维护不周　所有的关系都需要维护,代表性的维护方式是私人接触,如果组织中的个体与自己的部属、合作伙伴没有经常性的接触,那就不要指望一切都很顺利,忽视是最常见的关系障碍之一。严格意义上的关系维护离不开系统和责任承担制的运用,没用系统会自行运转,但如果没有系统,关系所有者就必然会忽视一些关系维护的细节。为了使关系所有者真正地负起责任,你必须拥有既支持他们又能汇总到他们努力的信息管理系统、联系日程系统和反馈系统。最后严格意义上的维护还要求保持收益和交流。

(二)人际沟通的影响因素

人与人的沟通常会受到各种因素的影响和干扰,这些因素对沟通过程的质量、清晰度、准确性有着重大的影响,直接关系到能否使沟通达到完善有效。

1.　个人方面的因素

(1)情绪因素　如果沟通双方的情绪都很好,那么他们的交流会很愉快、顺利。否则,如果一方生气、焦虑、紧张、敌对和悲伤,沟通可能达不到预期的目的。我们要学会控制自己的情绪,以期达到最好的沟通效果。

(2)身体因素　如果一方疲倦、言语障碍、身体不适等,可以影响信息的传递和接受。

(3)认知因素　由于个人经历、受教育程度不同和生活环境等不同,每个人的认知范围、深度、广度以及认知涉及的领域、专业都有差异。双方认知不同,看待事物的观点也不同。双方持不同的观点,交流则不易达到统一。

(4)价值观、社会文化背景　人们的价值观决定着对事物的态度和处事的方式方法。不同的社会阶层,文化水平的高低也会影响沟通的效果。

(5)听、说、看和理解能力　由于生长发育的影响,小儿理解力差,老人反应慢;由于生理缺陷,如唇裂、口吃所造成的发音不清楚;用药所导致的意识障碍;先天的聋哑人、盲人;其他如牙齿、口腔疾患、异味等原因,皆可影响沟通和交流。

(6)性别　现代研究表明,男性和女性交流的风格是有差异的。

(7)知识水平　知识渊博的人,可以给人以信息,易与人交流。如果语言贫乏,寒暄过后,就没有什么可说的了,那么沟通就无法继续。另外,由于所熟悉的领域不同,人们的共同语言也有所差异,沟通的范围也相应变小。所以,我们要根据不同的人,采用不同层次的言语内容进行沟通。

(8)角色与关系　同学之间的说话很随便,互相打闹、嬉戏毫无顾忌,但师生关系就不一样,师道尊严,尊敬师长,使得同学在老师面前恭恭敬敬。同样,下级和上级、同事和同事之间的交流也是不一样的。所以,角色与关系也影响交流。

以上个人方面的因素可能会限制一个人在沟通中的感受,从而使信息在交流过程中可能被扭曲或改变,影响信息传递的清晰度和正确性。另外,若沟通技巧使用不当,也很难达到预期的目的,导致沟通失败。

2. 物理环境方面的因素

(1)噪声　安静的环境会使沟通更有效,所以我们在进行交流前要尽量排除一切噪声源,安排好交谈环境,避免分散注意力,为双方创造一个安静的环境以增加交流的效果。

(2)隐秘性　在沟通中,可能会涉及一些隐私,对方不希望被其他人知晓,我们就应该考虑到环境的隐秘性是否良好。条件允许时,最好选择无人打扰的地方;或请其他人暂时回避;或是注意说话声音的大小,双方听得见,别人无法听清楚,以解除顾虑。

(3)距离　在社会交往中,人们无意识或有意识地保持一定的距离,当个人的空间与领地受到限制或威胁时,人们会产生防御性反应,从而降低交流的有效性。我们在沟通时,要采取合适的距离,既让对方感到亲近,又不对其造成心理压力。

(4)环境设计　舒适的环境有助于沟通的顺利进行。室内光线过强或过暗,室温过高或过低等,都会使沟通者注意力不集中,精神涣散。比如,在医院肃穆的环境中进行医患沟通,患者身处冷色调的病房,面对身着白色工作服的医生,会产生受压抑的心理,从而限制和影响医患之间的沟通。目前,在一些综合型的医院,病房设计成围绕护士站呈放射状分布,护士穿粉红色工作服,儿科病房选用暖色调,增加温馨感,这些氛围更有利于护患之间的交流。

3. 社会环境因素　沟通双方的地域、文化、职业、社会地位、信仰等社会背景不同,对沟通效果影响很大。不同民族、不同宗教、不同地域的文化有着许多鲜明的民族性、宗教性、地域性,这些特征左右着每个人的行为方式,制约着人际间的沟通。我们应了解和尊重对方的文化背景、民族习惯、宗教信仰,做到"入乡随俗",以利于有效沟通。

4. 信息因素

(1)意义与符号　想要表达的是什么?用什么符号表达及用什么方式表达?例如,是用狂笑还是手舞足蹈来表达自己快乐的心情。

(2)编码与译码　接受信息后对其所做的解释或理解。例如,看见对方在大笑,将对方的行为信息解释为:他疯了或者他很高兴。

(3)分类与组织　当信息很多时,在表达时需要分段,主次顺序应该分明。而在接受时则要加以组织和分类,明确对方的真实意图。

5. 渠道因素　信息形成后需要传递信息的渠道。一般的渠道有"口语""书面语""非语言"等能够被对方感知的途径。例如:语言(声音)、香水(嗅觉)、动作(视觉)、拥抱(触觉)等,都是信息传递的渠道。能够影响这些因素的条件,都会影响人际沟通。

第二节 医务工作者人际关系沟通

一、医务人员工作中的人际关系

医护人员承担着管理者、沟通者、照顾者、代言者、保护者及教育者等多重角色。因此，医护人员工作中不仅要有良好的政治素质和心理素质，而且要有高深的专业素质、广博的人文素质及最优化的人际关系。我们应该采纳适应新时代发展的理念，加强医护人员人文素质的培养，营造良好的人文氛围，加强人文科学知识的学习并应用于工作中，达到构建和谐人际关系的目的。

医务工作者人际关系包括，医生与患者的关系、医生与护士的关系、医生与医生的关系、医生与社会的关系。

医患关系是医务人员与患者在医疗过程中产生的特定医治关系，是医疗人际关系中的关键。著名医史学家西格里斯曾经说过："每一个医学行动始终涉及两类当事人：医师和病员，或者更广泛地说，医学团体和社会，医学无非是这两群人之间多方面的关系"。这段话精辟地阐明了整个医学最本质的东西是医师与患者的关系。

医患关系是指"医"与"患"之间的关系。"医"包括医疗机构、医务人员，"患"包括患者、患者的家属以及除家属以外的患者的监护人。

现代医学的高度发展更加扩充了这一概念，"医"已由单纯医学团体扩展为参与医疗活动的医院全体职工，"患"也由单纯求医者扩展为与相关的每一种社会关系。医患关系在医疗活动中由技术性关系和非技术性关系两大部分组成。

技术性医患关系在医疗过程中以患者的诊治利益为准则，对医疗效果起着重要的作用，有三种基本模式：

1. 主动－被动型　医师完全主动，患者完全被动；医师的权威性不受任何怀疑，患者不会提出任何异议。

2. 指导－合作型　医师和患者都具有主动性。医师的意见受到尊重，但患者可有疑问和寻求解释。

3. 共同参与型　医师与患者的主动性等同，共同参与医疗的决定与实施。医师此时的意见常常涉及患者的生活习惯、方式及人际关系调整，患者的配合和自行完成治疗显得尤为重要。

非技术性关系是指求医过程中医务人员与患者的社会、心理等方面的关系，在医疗过程中对医疗效果有着无形的作用。

医患关系的实质是"利益共同体"。因为"医"和"患"不仅有着"战胜病魔、早日康复"的共同目标，而且战胜病魔既要靠医生精湛的医术，又要靠患者战胜疾病的信心和积极配合。对抗疾病是医患双方的共同责任，只有医患双方共同配合，积极治疗，才能求得比较好的治疗效果。医患双方在抵御和治疗疾病的过程中都处于关键位置，患者康复的愿望要通过医方去实现，医方也在诊疗疾病的过程中加深对医学科学的理解和认识，提升诊疗技能。在疾病面前,医患双方是同盟军和统一战线,医患双方要相互鼓励,共同战胜疾病。

维护医患这对利益共同体的良好关系,需要医患双方的共同努力。一则有趣的民间传说可作为注脚。唐朝药王孙思邈外出采药,遇一只母虎张口拦路,随从以为虎欲噬人而逃,孙思邈却看出虎有难言之疾。原来这母虎被一长骨卡住了喉咙,是来拦路求医。孙思邈为其将异物取出,虎欣然离去。数日后孙思邈在返程中途经此地,那虎偕虎崽恭候路旁向他致意。这个故事起码说明了两个道理:第一,即使是吃人的猛虎患病,医生也应本着仁义之心为它治疗,何况生了病的人呢? 第二,即使是吃人的猛虎对于为它解除病痛的医生也怀有感恩之心,有礼貌地回应。从某种意义上说,相互尊重、相互配合、相互依存正是医患关系的最基本特点。

医际关系即医生之间的关系,要建立良好的医际关系,医生首先要从自身做起,勤勤恳恳,兢兢业业,顾全大局,与科室人员互相学习,认真做好自己的本职工作。青年医生应尊重老医生,虚心向老医生学习熟练的操作技术、丰富的工作经验等,老医生在工作和生活中多多帮助年轻医生,齐心协力共同搞好本科室的工作,更高效地服务于患者。医技科室是医院的辅助科室,在患者的明确诊断上起着重要的作用,因此医技人员应尽职尽责,运用丰富的知识为临床诊断提供准确的参考报告,医生与医技人员都应本着患者利益至上的原则,互相理解、互相尊重,共同为患者提供优质的服务。

医护关系即医生与护士之间的关系,医护是密不可分的统一体,都是以维护患者和医院的利益为共同目标,因此只有分工不同,没有高低贵贱之分,医护之间应相互理解、相互尊重。如发生差错事故时不要互相推诿、说风凉话、看笑话,应各负其责,实事求是,一切以患者为中心,以医院的大局为重,齐心协力为患者服务,创建和谐融洽的医护关系。

医生在医院里是被领导者,平时在工作中要服从医院的正确安排,若与领导发生分歧也不要大吵大嚷,要以医院和患者的利益为重,医院领导也要尊重、理解医务人员,要善于开发医务人员的潜力和工作热情,使医务人员爱院如家,共同创造医院的美好明天。

后勤部门是医院的保障系统,对一线工作的顺利开展起着坚强的支持作用。因此,医务人员要尊重后勤人员的劳动,友善共处;后勤人员也应对医务人员交代的工作尽职尽责,不要敷衍了事,共同努力为患者提供优质的服务。

社会环境中人员复杂,要想处理好这一关系需要医务人员机智灵活,具体情况具体对待,必须具有良好的道德修养和高尚的人格魅力,通过自己的尽职工作,来取得人们的认可。

二、人际沟通在医务工作中的作用

人际沟通在医务工作中具有至关重要的作用。无论是医生与患者关系的建立,还是医生与护士、医生与医生、医生与社会关系的发展,均依赖于有效的人际沟通。

医务工作者人际沟通主要是指医患沟通,它是社会文化的一部分,还包括患者、家属与医生、护士及医院各级各类人员之间的沟通。它受到许多人文因素的影响,当整体的社会文化发生变化时,医患关系改变是不可避免的。医患关系不仅复杂,而且多变,随时间、病情的变化而发展。医患之间存在着医疗关系、道德关系、文化关系、经济关系和法律关系等,要改善和发展医患关系,首先应该认识到医务人员在建立良好的医患关系方面所起的重要作用。要充分尊重患者的选择权,还要树立极端负责的精神,克服不良作风,不断提高医疗技术,更新知识,向患者宣讲防病知识,增强患者战胜疾病的信心。另外,医务人员要不断提高自身的文化素质和服务技术,加强医患沟通,使医患关系不断向着和谐文明的方向发展。

医患沟通在医务工作中的主要作用包括连接作用、精神作用和调节作用。

1. 连接作用　医患沟通是医生与患者之间情感连接的主要桥梁,是医务工作者、患者之间情感连接的主要纽带,在建立和维持医患关系中具有重要作用。

2. 精神作用　医患沟通可以加深积极的情感体验,减弱消极的情感体验。通过沟通,患者之间可以相互诉说各自的喜怒哀乐,从而增进彼此之间情感交流,增进亲密感;通过沟通,患者可以向医护人员倾诉,以保持心理平衡,促进身心健康。

3. 调节作用　通过提供信息,沟通可增进人们之间的理解,调控人们的行为。医护人员通过与服务对象有效沟通,可帮助服务对象掌握相关的健康知识,正确对待健康问题和疾病,建立健康的生活方式和遵医行为。医患沟通能让患者对医疗技术的局限性和高风险性的了解增多,这样可增强医生治疗疾病的信心。

医患沟通是顺利完成诊疗计划、保证医疗质量的前提。医疗过程是一个密切协作的过程,除医护之间的合作外,更重要的是需要患者的密切配合。如对某些重要的手术、特殊的检查、某个诊疗方案的确定等,都要及时、有效地加强与患者之间的沟通,详细说明情况,取得患者的理解和配合。这样可以避免某些医疗纠纷的发生,以提高医疗服务质量。

医患沟通有助于发现和解决患者的社会心理问题,有助于治疗效果的改善。患者到医院看病很希望得到良好的医疗服务,减少痛苦,早日康复。作为医务人员应该充分理解患者的心情,采取换位思考方法。按照"假如我是一个患者"的思路,充分理解患者的心情,真正做到"想患者所想,急患者所急",耐心、细致、热情、周到,使患者能够积极主动地配合治疗,使治疗效果得到显著改善。

三、医务工作者人际沟通能力的培养

语言是交流的工具,是建立良好医患关系的一个重要载体,医护人员必须善于运用语言艺术,达到有效沟通,使患者能积极配合治疗,早日康复。医护人员语言美,不只是医德问题,而且直接关系到能否与患者进行良好的沟通,因此,医护人员一定要重视在临床工作中加强人际沟通能力的培养,不但要善于使用美好语言,避免伤害性语言,还要讲究与患者沟通的语言技巧。临床实践中,医护人员应当熟练运用的语言主要有如下几种:①安慰性语言。②鼓励性语言。③劝说性语言。④积极的暗示性语言。⑤指令性语言。我们要在以下几个方面加强沟通能力的培养:

1. 学会运用得体的称呼语　合适的称呼是建立良好沟通的起点。称呼得体,会给患者以良好的第一印象,为以后的交往打下互相尊重、互相信任的基础。医护人员称呼患者的原则是:①要根据患者身份、职业、年龄等具体情况因人而异,力求恰当。②避免直呼其名,尤其是初次见面呼名唤姓不礼貌。③不可用床号取代称谓。④与患者谈及其配偶或家属时,适当用敬称,以示尊重。

2. **学会利用语言的幽默**　幽默在人际交往中的作用不可低估,幽默是语言的润滑剂,幽默风趣,妙语连珠,能使双方很快熟悉起来,一句能使人笑逐颜开的幽默语言,可以使人心情为之一振,增加战胜疾病的信心。幽默也是化解矛盾、解释疑虑的很好的手段。但幽默一定要分清场合,不能让人有油滑之感。要内容高雅,态度友善,行为适度,区别对象。

3. **学会使用称赞的语言**　生活中我们经常要赞美别人,真诚的赞美,于人于己都有重要意义,对患者尤其如此,要有悦纳的态度。能否熟练应用赞美的艺术,已经是衡量一个医务人员职业素质的标志之一。虽然赞美不是包治百病的灵丹妙药,但却可以对患者产生深刻的影响。患者可以一扫得病后的自卑心理,重新树立自我对社会及家庭的价值。赞美是一件好事,但却不是一件简单的事情,因此要注意实事求是,措辞得当。学会用第三者的口吻赞美他人。要学会间接地赞美他人,一般来讲,间接赞美他人的话最后都会传到患者耳中,增加可信度,有时当面赞扬,会给人一种虚假和吹捧的感觉。必须学会发现别人的优点,用最生活化的语言去赞美别人。用赞美代替鼓励,能够树立患者的自尊和自信。

4. **语言表达尽量简洁明确**　医患沟通要求语言的表达清楚、准确、简洁、条理清楚。避免措词不当、思维混乱、重点不突出及讲对方不能理解的术语等情况。要充分考虑对方的接受和理解能力,用通俗化语言表达,尽量避免使用专业术语。

5. **讲究提问的技巧**　在与患者交往时,主要采取"开放式"谈话方式,适时采用"封闭式"谈话,要尽量避免"审问式"提问。"开放式"提问使患者有主动、自由表达自己的可能,便于全面了解患者的思想情感。"封闭式"提问只允许患者回答是与否,这便于医务人员对关键的信息有较肯定的答案,有利与疾病的鉴别诊断。交流过程中可根据谈话内容酌情交替使用这两种方式。

6. **学会使用保护性语言,忌用伤害性语言**　在整个医疗过程中医护人员要学会恰当地使用保护性语言,以免因语言不当引起不良的心理刺激。对不良的预后在患者没有心理准备的情况下不直接向患者透露,以减少患者的恐惧,可以先和家属沟通。有时为了得到患者的配合,告之预后实属必须,也应得到家属同意和配合,但需注意方式和方法。伤害性语言会给人以伤害刺激,从而通过皮层与内脏相关的机制扰乱内脏与躯体的生理平衡。如果这种刺激过强或持续时间过久,会加重病情。医患沟通时应尽量避免使用以下几种伤害性语言:①直接伤害性语言,如"你这个患者真不讲理。"②消极暗示性语言,如"这样的治疗结果已经是最好的了。"③窃窃私语。

7. **不评价他人的诊断与治疗**　由于每个医院的条件不同,医生的技术水平不同,对同一疾病的认识可能有不同,因而对同一疾病的处理方法也有可能不同,更何况疾病的发展和诊断与治疗是一个复杂的动态过程,故医生不要评价他人的诊疗,否则常会导致患者的不信任,甚至引发医疗纠纷。

四、建立良好医患关系的策略

近年来,我国卫生条件越来越好,医疗水平渐渐提高,但是医患关系却日趋紧张,医患沟通存在严重的问题。大部分患者的通识是"看病贵,看病难""医生要红包""医生开药有回扣"等等。然而医生眼中的患者都是"不懂装懂""无理取闹""擅做主张不听嘱咐"等等。因此医生和患者之间的冲突和纠纷就日趋严重。现在,甚至出现了"医闹"这种职业,使得两者之间的矛盾激化了。以至于常在新闻上看到,某市某医院的院长或者主任医师被人追砍、被逼跳楼等各种各样让人触目惊心的事。因此,有些医院的"白衣天使"在工作期间都带上了安全帽,这是多么具有讽刺意味的一件事情啊。于是如何进行有效的医患沟通成为了各个医生研究的热点。

那么,如何建立良好的医患关系?

(一)加强交流是改善医患关系的重要手段

医患关系紧张、矛盾尖锐,会削弱人类与疾病做斗争的力量,阻碍医学科学的发展,使医患双方的利益都受到损害,在消除医患关系紧张状态、化解矛盾方面,需要医患双方共同努力,全社会参与,更重要的是医患双方能够换位思考,达到相互理解,使得两者从根本上享受自己的权利。医方需要加强自身的建设,规范自己医疗行为,增强法律意识,为患者提供一流的服务,一切以患者为中心。呼吁全社会医务人员淡泊名利、乐于奉献的同时,也要尊重他们,尊重科学,为广大医务人员创造一个宽松良好的执业环境。在改善医患关系中,加强双方的交流和沟通显得尤为重要,加强医患沟通是提高服务质量和推进行业作风建设的需要,也是患者的需要,是融洽医患关系、减少医患纠纷极好的方法之一。

(二)实施良好的医患沟通,医生是主体

在医患沟通中,医生起主要作用,必然要求医生应具有良好的服务态度和语言艺术能力。首先要求医生"耐心倾听"患者的主诉,不要随意打断患者对身体症状和内心痛苦的诉说。患者主诉时,尽管有许多不切主题的语言,医生不能不耐烦,要善于引导患者回答问题,描述症状,使患者感觉在听他诉说,是在关心他(她),同时用恰到好处的语言温暖他(她),使他(她)感觉亲切、可信。可以说"耐心""倾听"和在患者面前树立良好的第一印象是发展良好的医患关系的最重要的一步。

(三)在拉近距离中增进医患关系

医务人员必须承担和履行自己的义务,有对患者的诊疗过程解释说明的义务,即"告知"义务,有保护患者隐私的义务。同样,患者也应主动去配合医务人员积极完成诊疗过程,尽到自己的义务,以达到共同营造一种和谐的关系与良好的氛围,相互理解,相互信任。良好的沟通和交流是保证医患双方履行自己的上述义务的基础条件之一,是保证如实地实现患者知情同意权的前提。

(四)提高医患沟通的技巧

1. 沟通态度 态度是心灵的表白,极易受个人感情、思想和行为倾向的影响,服务态

度的好坏充分体现了医务人员的人文素质和道德情操,尽管患者因疾病的折磨而造成形体的扭曲、情绪的低落,甚至精神的恍惚或是神志的丧失,但医患双方的人格仍然是平等的。体现良好沟通态度的关键之一是医务人员情感适时恰当的"输出"。情感是有回报的,同样,态度也是有回报的。真诚、和蔼、关切的态度,回报的是对医者的信任。因此,医务人员的沟通愿望和沟通态度往往是决定医患沟通成败或效果的关键。

2. 倾听艺术　医务人员要善于倾听,这是获取患者相关信息的主要来源。倾听时应该注意:①要主动倾听,需要倾注感情,充分运用目光、语调、姿势、手势等方式融洽和影响患者,同时注意寻找患者语言文字和情感上的含义;②不要随意打断患者的叙说,只是在必要时进行适当的引导,因为患者一般都迫切希望在第一时间段内被医生理解、同情;③在与患者沟通时应集中注意力,避免分心,以免被患者误认为医生对自己的疾病漠不关心;④注意患者家属等相关人员的表述,"兼听则明";⑤跟踪和观察患者的"视线"所在,了解患者的感受、需求和"额外"的服务需要,寻找真实含义;⑥适时、恰当地给予患者反馈信息,鼓励和引导。

3. 谈话艺术　由于医学知识所限,以及对医疗活动的不可知性和对医疗结果的难预测性,患者在就医过程中,心理往往处于弱势,情感处于低潮。因而医务人员与患者交谈应充分运用谈话艺术,讲究方式和技巧。交谈时医务人员应注意以下几个方面:①要善解人意,尊重和关爱患者的生命,尊重患者的个人隐私;②要同情患者的处境,理解他们的内心感受,关注情感差异,个性化地处理谈话方式和交谈内容;③关注患者的生存状态,用平和亲切的语言、呵护的情态"探讨"医疗问题,内容明确,表达准确,并始终流露和充满对患者生命的关爱和体恤;④在谈话中尽可能不用或是少用医学术语,尽量用通俗易懂的语言表述疾病治疗过程及相关问题,对文化层次较低的患者,应反复讲解,充分应用生活中丰富、生动的各种形象的例子或是比喻,以提高交流的质量,达到沟通的目的。

4. 体态语言和表情艺术　沟通时,医务人员的体态语言是配合言谈进行的,体态语言包含面部表情、眼神、手势和外表等,这些体态表现都含有特定的含义。微小的体态变化,都会对患者产生微妙的心理和情绪影响。把握好沟通时的体态语言分寸,自然而不失庄重、严谨又充满温情、愉悦但不夸张,恰到好处地传达医务人员的交谈信息和丰富的人文精神。同时注意患者的接受心理和审美感受,使交谈更富有生机和感染力,使医患沟通更富有成效。

5. 沟通的实效性　针对患者不同的心理活动和期望以及在医疗活动不同时期的情绪反应,疾病治疗的轻、重、缓、急,有效地把握好沟通时间,或及时或暂缓,或分层次逐渐深入,或先突出重点再兼顾全面,围绕医疗活动的进程,注意把握沟通的时效性和沟通效果,体现医务人员的人文情感和关怀。

(五)减少认知差异对人们行为造成的影响

医患双方的专业分工、医疗信息拥有量及彼此看问题的角度都有较大的不同,因此对医患关系的理解和态度就存在较大的差异,对医疗服务过程中出现的各种问题的处理方式也会出现矛盾和冲突。目前医患双方对于医患关系认知的差异,是导致当前医患冲突的重要原因之一,为和谐医患关系的构建带来了障碍。针对认知的差异,我们应当:

1. 促使医疗回归公益性以缩小医患双方对医患关系本质的认知差异　首先,政府应加大对公立医院的经费投入力度,从而维护医院的公益性质。从体制上逐步消除医患之间在经济利益上的对立和冲突。其次,医院管理者及医务工作者自身也应明确医患关系"利益共同体"的实质,树立长远的目光,坚持将患者利益放在首位,避免将追求经济利益作为指导自己思维与医疗行为的首要原则。同时,整个社会也应为医务人员创造良好的执业环境,提高其执业荣耀感。一方面建立和完善处理医疗纠纷的相关法律、法规和机制,保障医务人员的合法权益;另一方面,通过法律和行政手段规范媒体的报道行为,提倡客观、公正地报道行业风气,引导社会舆论正确、客观地看待和评价医疗行业和医务工作者。

通过以上各方的共同努力,促使医患双方对于医患关系的本质有一个正确的认识。缩小认知的差异,为和谐医患关系的构建提供有利条件。

2. 换位思考和增进相互理解以促使医患双方对医患矛盾合理归因　医患双方对于医患矛盾责任主体归因的不同,会影响双方从自身角度出发,为改善医患关系而做出努力的主动性,从而难以形成合力。要想建立和维护和谐的医患关系,医患双方都应多站在对方的角度思考问题,积极从主观层面剖析原因,对影响医患关系的因素做出客观、全面的归因。医方应考虑到患者渴望得到医务人员的精心治疗和情感支持的心情,一方面努力提高医疗技术水平,提升医疗服务质量;另一方面,充分认识到给予患者人文关怀的重要性,对患者的焦虑、烦躁情绪表示体谅并从细节出发给予其更多的安抚和关爱,努力缩小医疗卫生服务与患者期望之间的差距。而患者亦应通过换位思考,考虑到医生因其职业的高风险性、患者病情的不可预测性、工作量的超负荷而承受的身心压力,给予医务人员更多的理解。同时通过健康教育及社会宣教的引导作用,帮助患者及其家属建立起对疾病、医疗效果的正确认识,降低不适当的期望值,使其能够理性地看待当前医患矛盾的根源,避免将社会矛盾转嫁到医方。

3. 加强医患沟通和增进医患间的相互信任以构建和谐医患关系　医患互信是构建和谐医患关系的基础,若医方将维护自身利益、规避医疗风险而非为患者诊治放在首位,则不仅无法与患者进行有效沟通,还可能产生防御性医疗行为。一方面造成卫生资源的浪费,加重患者经济负担,加深其对医方的不信任感;另一方面增加了医务人员的心理负担,影响其技术水平的发挥,最终形成恶性循环,进一步加剧医患关系紧张的程度。医患间信任的缺失是影响医患双方进行全面、有效沟通的重要因素,而化解医患间的不信任,亦要从加强医患沟通做起。有效的医患沟通,能够起到减少医患双方信息的不对称、增进医患感情和信任的作用。由于医务人员在医学知识、医疗决策权、社会威望等方面较患者具有绝对的主导优势,其应该是加强医患沟通的主导方面。医务人员应充分认识到医患不信任因素对医患关系的不利影响,在提高医疗技术的同时,提高与患者进行积极、平等、有效沟通的意识和技巧。通过有效的沟通了解患者的需求,掌握患者对医疗服务的期望和疑虑,努力减少因医患双方信息不对称而造成的不信任。而作为患者,也要认识到医患沟通是一个双向互动的过程,自身在医患沟通过程中扮演着重要的角色。需要提高自己的医学知识水平,树立对医疗行业和医务人员的正确认识,同时给予医务人员更多的理解和信任。

▶▶▶ 综合测试题 ◀◀◀

一、单项选择题

1. 人际沟通过程不包括
   A. 输出者 　　　　B. 接受者
   C. 信息 　　　　　D. 沟通渠道
   E. 传递者

2. 人际沟通有几个层次
   A. 3 　　　　　　B. 4
   C. 5 　　　　　　D. 6
   E. 7

3. 信件属于
   A. 语言沟通 　　　B. 非语言沟通
   C. 无意沟通 　　　D. 直接沟通
   E. 平行沟通

4. 下面哪种不属于人际沟通的功能
   A. 传递信息
   B. 满足个人心理需要
   C. 信息沟通
   D. 感情沟通
   E. 人际关系沟通

5. 组织中有效管理沟通的组织障碍不包括
   A. 准备不足 　　　B. 时间带来的压力
   C. 错误的期望 　　D. 双方地位的差异
   E. 维护步骤

6. 如果一方生气,会影响人际沟通,这种因素属于
   A. 身体因素 　　　B. 情绪因素
   C. 认知因素 　　　D. 价值观因素
   E. 听说能力因素

7. 影响人际沟通的物理环境因素不包括
   A. 地域 　　　　　B. 噪声
   C. 隐秘性 　　　　D. 距离
   E. 环境设计

8. 影响人际沟通的社会环境因素不包括
   A. 地域 　　　　　B. 文化
   C. 隐秘性 　　　　D. 社会地位
   E. 职业

9. 同学之间说话与师生关系说话不太相同是因为
   A. 性别不同 　　　B. 知识水平不同
   C. 认知因素不同 　D. 沟通角色不同
   E. 价值观不同

二、多项选择题

1. 应该在哪几个方面提高医患沟通技巧
   A. 沟通态度
   B. 倾听艺术
   C. 谈话艺术
   D. 体态语言和表情艺术
   E. 沟通的时效性

2. 医患之间如何建立良好的医患关系
   A. 加强交流是改善医患关系的重要手段
   B. 实施良好的医患沟通
   C. 在拉近距离中增进医患关系
   D. 提高医患沟通的技巧
   E. 减少认知的差异对人们的行为造成的影响

（张　娟　李晓倩）

第四章 语言沟通与非语言沟通

著名组织管理学家巴纳德（Barnard）认为："沟通是把一个组织中的成员联系在一起，以实现共同目标的手段"。沟通（communication）是人与人之间、人与群体之间思想与感情的传递和反馈的过程，以求思想达成一致和感情的通畅。沟通的本质是信息的传递，而信息是抽象的，必须借助于一定的表达方式才能成为可以"捉摸"的东西，才能进行传递。根据沟通所借用的符号代码（媒介）的不同，可划分为语言沟通与非语言沟通。

第一节 语言沟通

一、语言沟通的含义

语言（language）是人类社会的产物，人类从开始存在的第一天起，就为了生存和协调人与人之间生产行为创造了分音节的有声语言。随着社会的发展，有声语言因受时空限制而不能满足人类交流发展的需要，于是又产生了有形语言，即书面语言。

在人类交际活动中，语言以物质化的语音或字形的形式被人们所感知、领悟和内化，从而成为载荷信息的最主要符号代码，是人类最重要的沟通工具。

语言沟通（verbal communication）是指沟通者出于某种需要，运用有声语言或书面语言传递信息，表情达意的社会活动。语言沟通在词语发出时开始，它利用声音这个渠道传递信息，它能对词语进行控制，是结构化的，并且是被正式教授的。

二、语言沟通的性质及功能

（一）语言沟通的性质

语言沟通实质上就是人们运用语言来表达情意的活动，是一种以交流信息为基本活动的行为。只要有人群活动的地方就需要语言，人们用它进行思想交流，以便在认知现实、改造现实的过程中协调相互之间的行为，取得最佳效果。

（二）语言沟通的功能

1. 信息交流 是语言沟通的主要功能，通过语言沟通可以更直接、更迅速、更广泛地获取信息，以便了解信息、传递信息、交换信息，并作出反应和决定。如医护人员通过语言沟通获得患者的病史资料，并由此作出正确的诊断及进一步制订医疗护理措施。

2. 促进心理健康 通过语言沟通方式表达内心情感，将焦虑、恐惧、紧张、苦闷的情绪释放，从他人那里得到同情和安慰，从而获得精神上的慰藉，呈现良好的心理状态。如一个流产的年轻母亲得到心理医生的帮助。

3. 工具性作用 语言是人类所特有的用来表达意思、交流思想的工具，语言沟通能提供相关知识，帮助人们从事社会活动，有利于组织内部和谐关系的建立，促进集体事业发展。人们使用本地区、本民族、本国或外国的语言进行沟通学习,以达到个人事业成功。

4. 提高职业素质　通过语言沟通交流,能促进人们的智力发展,培养其思想品德,提高其在人生各个阶段的基本素质和能力。从医疗护理整个过程来看,医生护士需与患者不断沟通,才能掌握疾病的发生、发展过程和个体差异,从而提升医护人员的专业知识水平和技能。

5. 和谐人际关系　语言沟通是人际沟通的主要形式,人们通过语言沟通交换意见、观点和建议,拉近彼此的距离。良好的语言沟通能消除误会,创造和谐的人际关系。

三、语言沟通的类型

语言沟通是以语言为基本载体实现的沟通,根据语言表达方式将其分为有声语言沟通、书面语言沟通和电子沟通。

(一)有声语言沟通

有声语言沟通(oral language communication)是指借助有声的自然语言符号系统进行的信息传递与交流。它的沟通的形式很多,如会谈、电话、会议、广播等,是人们利用有声的自然语言符号系统,通过口述和听觉来实现的。有声语言沟通被语言学专家称为是"说的语言和听的语言",是使用历史最久、范围最广、频率最高的言语交际形式,是书面语言产生和发展的基础。

1. 有声语言沟通的优点

(1)信息适应范围广　借助有声语言交际符号进行沟通所涉及的对象没有数量限制。可以仅限于自我,如自我反省、自言自语;也可以是小团体之间,如病区护士小团体进行的互相学习;也可以是涉及人数较多的公共沟通和大众沟通,如演讲、电影等。

(2)信息传递速度快　有声语言沟通省去书写或打字印刷等手续,可以直接把想传递的信息传递给对方,因此较书面语言传递快,如电话、广播等。

(3)信息传递效果较好　有声语言沟通以面对面的交流为主,交际主体在利用口头言语符号进行沟通时,还可以借助手势、表情、姿态等生动形象的非言语交际符号来强化想传递的信息内容,提高了信息传递和交流的效果。

(4)信息可以即时得到反馈　进行有声语言交流的双方绝大部分情况下不受时空的限制,因此信息的接收者可以随时对信息的发出者提出质疑,表达赞同或反对,信息的发出者可以从接收者的言语、表情等方面即时且准确地得到信息的反馈。

2. 有声语言沟通的局限性

(1)信息容易失真　有声语言呈递的信息因受到发出者的发音、语速、表达清楚程度的影响而有所不同,信息的接收者也难免由于漏听、误听而使接收的信息不完全、不准确。例如我们日常生活中的误会、流言的出现多是由于信息传递或接收的误差所致。

(2)信息保留时间短　有声语言的传递方式是声音的线性输出,一般为一次性的,如不录音,其传递的内容事后难以再现,只能依靠记忆来维持,一旦有争议,口说无凭,难以核查。

（3）信息易受干扰　使用有声语言传递信息易受外界干扰或空间条件限制，由于语音传递的距离有限，如果周围环境嘈杂、空间过大、人数过多、缺乏扩音设备等，都会使沟通出现困难。

（4）难做详尽准备　在进行有声语言沟通时，交际主体的现场意识感较强，无法做出周密严谨的准备，主要是根据对方的信息反馈，随时变换表达方式，调整发问与应答的内容，因此容易出现纰漏。

（二）书面语言沟通

书面语言沟通（written language communication）是使用文字符号进行的信息交流，是对有声语言符号的标注和记录，书面沟通的形式也有很多，例如通知、文件、信件、工作总结、医疗护理文书等。

书面语言是在口语基础上产生的，即口语是第一性的，书面语是第二性的。人类口头语言历史比书面语言历史长得多。到目前为止，世界上仍有许多语言只有口头语言而没有书面语言。另一方面书面语又是口语的发展和提高，书面语言沟通是人际沟通中较为正式的方式，可以在很大程度上弥补口头语言沟通的不足（详见本章第四节）。

（三）电子沟通

电子沟通（E - communication）又称 E - 沟通，是以计算机技术与电子通信技术组合而产生的以信息交流技术为基础的沟通。它是随着电子信息技术的兴起而新发展起来的一种沟通形式，包括传真、闭路电视、计算机网络、电子邮件等。

电子沟通除了具备有声语言沟通和书面沟通的某些优点外，还具有传递快捷、信息容量大、成本低和效率高等优点。但电子沟通的缺点是看不到对方的表情，在网络上的某些交流中，甚至搞不清对方的真实身份。

四、医务工作者人际关系中的语言沟通原则

医务人员的语言修养体现出医务工作者的文化素养和精神风貌，是医务工作者综合素质的外在表现。医务人员语言沟通的主要对象是患者，良好的语言修养会使医患交往中不同年龄、性别、性格、社会地位和文化素质的患者对其产生信任感。运用良好的语言能力与患者沟通有利于患者的真情流露，有利于目标的实现。在与患者的沟通中，应遵循如下原则：

1. 礼仪性原则　这是对医务人员语言沟通的基本要求，要善用礼仪用语，遵守礼仪习惯，缩小与患者之间的距离，如"您好""您哪不舒服""请躺下""谢谢合作""再见""对不起""没关系"等。

2. 目标性原则　医务人员和患者之间的语言沟通是一种有意识、有目标的沟通活动。无论是向患者及其家属询问病史，还是说明一个事实，提出一个要求等，都是为了达到为患者治疗的目的。因此医患语言沟通要做到有的放矢、目标明确，才能实现有效沟通。

3. 规范性原则　交流双方应用同一种语言，最好讲普通话。医护人员应发音纯正，吐字清楚，语调温和，措辞朴实、准确，语法规范、精练，语言内容严谨、高尚，符合伦理道

德原则。尽量使用口语化语言,避免因使用患者难以理解的医学术语而产生误解。更应努力掌握好地方方言,以减少或排除交谈中的障碍。

4. 科学性原则　精湛的技术和科学、严谨的态度使人信服。医患交谈时,交谈的语言、内容必须具有科学性、专业性。特别是进行指导性交谈时,要遵循医学原理和规律,讲清为什么这样做的道理,才能使患者心服口服地配合工作。

5. 尊重性原则　尊重沟通对象是人际交往的首要原则,要将对沟通对象的重视、尊敬、友好放在第一位,平等待人,尊重患者。在交谈中切记不可伤害他人的尊严,更不能侮辱他人的人格。要做到尊重患者宗教信仰、民族习惯和个人隐私。

6. 治疗性原则　"良言一句三冬暖,恶语伤人六月寒"形象地表达了语言的威力。良好的语言能帮助治疗,而刺激性语言能扰乱患者的情绪,甚至引起病情恶化。因此,因患者而异,选择不同的语言与患者交流信息,为患者创造一个有利于接受的良好心理环境,有利于帮助患者恢复健康。

7. 情感性原则　语言沟通是与患者之间建立感情的"桥梁"。在与患者的交往过程中要坚持"以患者为中心"的原则,理解、关怀、关心、帮助患者。在交流沟通中切实地解决患者的困难,成为患者信赖的人。如询问术后患者"您伤口还疼吗?"等。

8. 艺术性原则　语言的艺术性可以体现出语言的魅力,是对语言的最高要求。良好的语言修养,与其沟通者的文化知识修养、思想道德修养、思维理解水平、驾驭语言文字的能力密不可分。艺术性的语言沟通,常能拉近医患之间的距离,化解医患之间的矛盾,使对方听后感到亲切、自然、易于接受。有时为患者的健康着想,要隐瞒真实病情,甚至要说出"善意的谎言",会在建立和谐医患关系中起到意想不到的效果。

第二节　交　谈

一、交谈的含义及类型

(一)交谈的含义

交谈(talk)是语言沟通的一种方式,是以口头语言为载体进行的信息交流。使交谈双方(或多方)以对话方式,进行思想、感情、观点、信息交流的活动过程。交谈的方式灵活、简便、快捷,是日常生活信息交流的常用形式。交谈可以通过面对面的形式,也可以通过电话、网络等形式进行。

交谈是人的知识、聪明才智和应变能力的综合表现,具有很强的临场性、现实性和即时性。良好的交谈比美酒更令人陶醉,比音乐更令人振奋,它能帮助人们增长知识,获取信息,解决问题和达到目标;也能帮助人们冰释前嫌,消除误会,增进友谊和改善关系。

(二)交谈的类型

1. 个别交谈和小组交谈　根据参与交谈的人员多少,可将交谈分为个别交谈和小组交谈。

(1)个别交谈　是指在特定环境中两个人之间进行的信息交流。个别交谈的形式多样,内容广泛,开展的时间、环境都比较随意。交谈的内容主要是双方都感兴趣的话题,现实生活中的医患交流、师生沟通等都属于个别交谈。

(2)小组交谈 指3人或3人以上的交谈。小组交谈最好有人组织,一般控制在3~7人,最多不超过20人。如果人员过多,会无法在有限的时间里达到充分交流和沟通的目的,无法表达清楚个人的思想和意见,也就无法达到小组交谈的目的。如医生对出院患者交代注意事项,科室病例讨论等,多在20人以内。

2.面对面交谈和非面对面交谈 根据交谈场所和接触情况,可分为面对面交谈和非面对面交谈。

(1)面对面交谈 医患之间交谈多采用这种方式。由于交谈双方同处于一个空间,都在彼此视觉范围内,所以可以借助表情、手势等肢体语言来帮助表达观点和意见,使双方的信息表达和接收更准确。

(2)非面对面交谈 随着现代科学技术的发展,人与人之间的交谈方式也开始由面对面的方式向电话、互联网等非面对面的方式扩展,例如远程会诊。由于非面对面交谈的空间范围扩大了很多倍,使交谈双方都远离对方的视野范围,可能会使信息交流的准确性受影响。

3.向心型交谈和背心型交谈 根据交谈双方目的的一致性,可分为向心型交谈和背心型交谈。

(1)向心型交谈 向心型交谈属于平行会话类型,多采用协商式的交谈方式。交谈双方立场可能不同,但需要沟通的目标相同。如护士长与护士交流工作体会,医护之间商讨如何进行科研攻关等。

(2)背心型交谈 背心型交谈的方式是与向心型交谈对立的,常见于日常生活和一些特殊情境中。如司法诉讼中原告与被告辩护,学术讨论中两种对立观点的争执,以及批评与反批评、追问与掩饰、指责与辩解等。

二、有效交谈的技巧

交谈作为沟通的一种重要手段,其成功与否,与是否恰当运用各种交谈技巧大有关系。交谈中的沟通技巧有如下三方面:

1.言之有物 交谈的双方都想通过交谈获得知识、拓宽视野、增长见识、提高水平。因此,交谈要有观点、有内容、有内涵、有思想,空洞无物、废话连篇的交谈是不会受人欢迎的。没有材料做根据,没有事实做依凭,再动听的语言也是苍白的、乏味的。我们在交谈时,要明确地把话说出来,将所要传递的信息准确地输送到对方的大脑里,正确地反映客观事物,恰当地揭示客观事理,贴切地表达思想感情。

2.言之有序 就是根据讲话的主题和中心设计讲话的次序,安排讲话的层次,即交谈要有逻辑性、科学性。医患沟通中医生首先了解患者的想法,体会他们的感受,在这个基础上才能有针对性地沟通。清晰的思路同样重要,沟通前需将本次沟通的内容、重点、次序想好,想清楚才能讲清楚,对方才能听清楚。如果事先没计划,一段话没有中心,语言支离破碎,想到哪儿就说到哪儿,前言不搭后语,给人的感觉是杂乱无章,不知所云,自已也会沮丧。所以,交谈时,先讲什么,后讲什么,思路要清晰,内容有条理,布局要合理。

3. 言之有礼　交谈时要讲究礼节礼貌。知礼会为你的交谈创造一个和谐、愉快的环境。讲话者,态度要谦逊,语气要友好,内容要适宜,语言要文明;如医患沟通前医生首先做简短的自我介绍,沟通中不用专业术语,用患者的语言,这样让患者感觉到医生的专业性和规范性。听话者,要认真倾听,全神贯注地接收和感受对方在交谈中所发出的全部信息(包括语言和非语言),对信息全面理解并做出积极反应。有研究表明,人们应用在听、说、读、写等沟通方式的时间上的比例,用来倾听的占53%。也就是说,人际沟通的大部分时间是用在听。善于倾听的人,可使对方产生一种被信任、被接受、被尊重和被理解的感受,可以使对方尽情倾诉、解除烦恼,可以在感情上更容易开展进一步沟通。

三、交谈能力的训练

(一)交谈能力培养与训练的重要性

交谈是一门艺术,而且是一门古老的艺术。交谈的艺术性体现在:尽管人人都会,然而效果却不尽相同。所谓"酒逢知己千杯少,话不投机半句多",正说明了交谈的优劣直接决定着交谈的效果。与人进行一次成功的谈话,不仅能获得知识、信息,而且感情上也会得到很多补偿,会感到是一种莫大的享受。

交谈是建立良好人际关系的重要途径,是连接人与人之间思想感情的桥梁,是增进友谊、加强团结的一种动力。掌握交谈的礼仪要求、提高交谈的语言艺术,对于提高工作水平和工作效率,也具有极其重要的作用。然而交谈能力,从来就不是天生具有的。它的形成和增强,来源于后天的实践培养,来源于不断的沟通练习。因此,遵循交谈的基本规律,根据不同的社会环境,制订适宜的交谈能力培养方案,组织严格、规范的交谈实践训练,对每个初学者交谈能力的培养与提高是至关重要的。联系工作实际,有的放矢地加强医护人员交谈能力的培养与训练,可直接指导、帮助他们掌握、运用这一有效的工具,观察患者病情,了解患者心理活动,有利于融洽医患感情,建立和谐医患关系。

(二)交谈能力培养与训练

语言表达能力是现代人才必备的基本素质之一。作为现代医护人员,我们不仅要有新的思想和见解,还要在别人面前很好地表达出来;不仅要用自己的行为对社会做贡献,还要用自己的语言去感染、说服患者。怎样才能增强自己的语言表达能力呢?应注意以下六大能力培养:

1. 交谈能力培养

(1)听的能力　听是说的基础。要想会说,首先要养成爱听、多听、会听的好习惯,如多听新闻、听演讲、听别人说话等,这样就可以获取大量、丰富的信息。这些信息经过大脑的整合、提炼,就会形成语言智慧的丰富源泉。培养听的能力,为培养说的能力打下坚实的基础。

(2)看的能力　多看可以为多说提供素材和示范。可以看电影、书报、电视中语言交谈多的节目,还可以看现实生活中各种生动而感人的场景。这些方式一方面可以陶冶情操、丰富文化生活,另一方面又可以让学习者了解其他人的说话方式、技巧和内容。特别是那些影视、戏剧、书报中人物的对话,它们源于生活、高于生活,可以为学习者学习说话提供范例。

(3)背的能力　背诵不但可以强化记忆,还能训练学习者形成良好的语感。建议尝试着多背诗词、格言、谚语等,它们的内涵丰富、文字优美。背得多了,不仅会在情感上受到滋养、熏陶,还可以慢慢形成自己准确而生动的语言。

(4)想的能力　想是让思维条理化的必由之路。在现实生活中,很多时候我们不是不会说,而是不会想,想不明白也就说不清楚。例如在说一件事、介绍一个人之前,认真思考事情发生的时间、地点和经过,想一想人物的外貌、特征等。有了比较条理化的思维,才会让自己的语言更加条理化。

(5)创造能力　能编善言是想象力丰富、创造力强的标志。养成善于编写的好习惯,对提高语言思考能力和说话能力有着积极的作用。

(6)说的能力　说是语言表达能力的最高体现。只有多说,克服胆怯的心理,语言表达能力才会迅速提高。

四、医务工作中交谈的常用语言

通过人性化服务语言的交流,医护人员可以了解到患者的生理情况及心理需求,以便合理施治,同时促使医患关系和谐发展。被西方尊称"医学之父"的古希腊著名医生希波克拉底说得好:"有两种东西能治病,一是药物,二是语言。"可见如何运用好人性化服务语言对我们的工作多么重要。因此,医护人员应重视语言的学习和修养,提高人性化服务语言在医疗工作中重要性的认识。在医疗活动中科学、自如地运用人性化服务语言成为每一位医务工作者的一门必修课。在医疗活动中,常用的人性化服务语言主要有以下几类:

1. 称谓语　是与患者初次见面或呼唤患者的表达方式,如"先生""女士""师傅""老师"等尊称。

2. 问候语　是对初见或住院患者的问候表达方式,如"您好""早上好""中午好""晚上好"等。

3. 征询语　是征求患者意见时的语言表达方式,如"如果您不介意,给您做个检查可以吗?""您对我们的服务还满意吗?"等。

4. 劝说语　是指当患者行为不当时,采取的一种语言表达方式,如"请安静""请保持病房卫生""请不要吸烟"等。

5. 鼓励语　是帮助患者增强信心的一种语言表达方式,如"你配合得很好""小朋友真乖,打针不哭"等。

6. 指导语　是指医护人员向患者传授与健康和疾病有关保健知识的一种语言表达方式,如"老年人预防骨质疏松要常吃如牛奶、海带、大豆等富含钙质的食物。""吃富含粗纤维的食物配合适当运动可以促进肠蠕动,预防便秘"等。

7. 拒绝语　是医护人员拒绝接受患者表达物质谢意的一种表达方式,如"谢谢您的好意,收下您的钱,违反医院的规定,希望您能够理解"等。

8. **指示语**　是医护人员给患者体格检查或治疗时的表达方式,如"请随我来""请大口喘气""请握拳""请把嘴张开"等。

9. **答谢语**　是医护人员感谢患者配合检查治疗或护理工作的表达方式,如"谢谢您的配合"等。

10. **电话敬语**　是医护人员接电话时表达方式,如"您好,医生办公室,请问您找谁?""请稍候"等。

第三节　演　说

一、概述

(一)演说的含义

演说(speech)又叫演讲或讲演,是一种对众人有计划、有目的、有主题、系统的、直接的带有艺术性的实践活动。演说是演与说的有机结合。它是一种在特定的生活环境中,演讲者凭借有声语言和相应的体态语言,郑重系统地发表见解和主张,从而达到感召听众、说服听众、教育听众的艺术化语言交际形式。

(二)演说的作用

1. **启迪作用**　演说重在说理,重在阐发带有某种真理性的道理,以理服人,对听众产生启迪作用。

2. **激发作用**　成功的演说不仅能以理服人,还能以情动人。演说者在表达理性内容时,是包含情感的。而情感必然在声音、语调、姿势、动作、表情等方面直观地表现出来,近距离地感染听众、激发听众,使听众无法平静,或激动欢呼,或愤愤不平,或热泪盈眶,或沉痛哀叹。

3. **感染作用**　演说是一种实用艺术,这种艺术能在现场对听众产生直观的艺术感染力,使听众在精神上产生一种愉悦、激动和满足。因此,我们常说,听某人演说真是一种艺术享受。

4. **导发作用**　真理的启迪,情感的激发,艺术的感染,会形成一种合力,对听众施加影响,最终号召听众产生符合演说目的的行动。这是演说的终极目标,也是演说优于任何欣赏艺术之所在。

二、演说的准备与构思技巧

做一次精彩而成功的演说就要事先做好演说构思工作,包括主题确定、材料准备、演说的义理与谋略等。为取得良好效果应掌握许多技巧,做好充分的准备,包括演说稿的准备和演说实施的准备。

(一)演说稿的构思与设计

1. **取一个好的题目**　演说不能没有题目。演说的题目,是演说者给全篇演说树起的一面旗帜,它不仅与演说的形式有关,更重要的是与演说的内容、风格、情调有直接关系,是演说内容和主旨的概括,具有首脑的地位和风采。因此,给演说起个好名字不可忽视。内容决定了题目,而题目则鲜明地反映出内容的特点。一个新颖、生动、恰当而富有吸引力的题目,不仅能在演说正式开始前给人急欲一听的强烈愿望,而且在演说结束之后,同其内容一样,给人留下永久的记忆,甚至成为一个警句而广为流传。

2. 精彩的开篇 俗话说,"良好的开端是成功的一半",演说开头或开场白要达到两个目的:一是迅速吸引听众的注意力,建立演说者和听众之间感情上的联系;二是为整个演说创造一种良好的气氛,为全面展开演说做好基础。

开场白的技术主要有:

(1)楔子 用几句诚恳的话同听众建立个人间的关系,获得听众的好感和信任。

(2)衔接 直接地反映出一种形势,或是将要论及的问题。常用某一件小事、一个比喻、个人经历、轶事传闻、出人意料的提问,将主要演说内容衔接起来。

(3)激发 可以提出一些激发听众思维的问题,把听众的注意力集中到演说中来。

(4)触题 一开始就告诉听众自己将要讲些什么。世界上许多著名的政治家、作家和国家领导人的演说都是这样的。

演说稿的开头有多种方法,通常用的主要有:

(1)开门见山,揭示主题 这种开头是一开讲,就进入正题,直接揭示演讲的中心。例如宋庆龄的《在接受加拿大维多利亚大学荣誉法学博士学位仪式上的讲话》的开头:"我为接受加拿大维多利亚大学荣誉法学博士学位感到荣幸。"运用这种方法,必须先明晰地把握演说的中心,把要向听众提示的论点摆出来,使听众一听就知道讲的中心是什么,注意力马上集中起来。

(2)介绍情况,说明根由 这种开头可以迅速缩短与听众的距离,使听众急于了解下文。例如恩格斯在1881年12月5日发表的《在燕妮·马克思墓前的讲话》的开头:"我们现在安葬的这位品德崇高的女性,在1814年生于萨尔茨维德尔。她的父亲冯·威斯特华伦男爵在特利尔城时和马克思一家很亲近,两家人的孩子在一块长大。当马克思进大学的时候,他和自己未来的妻子已经知道他们的生命将永远地连接在一起了。"这个开头对发生的事情、人物对象作出必要的介绍和说明,为进一步向听众提示论题做了铺垫。

(3)提出问题,引起关注 这种方法是根据听众的特点和演讲的内容,提出一些激发听众思考的问题,以引起听众的注意。例如弗雷德里克·道格拉斯1854年7月4日在美国纽约州罗彻斯特市举行的国庆大会上发表的《谴责奴隶制的演说》,一开讲就能引发听众的积极思考,把人们带到一个愤怒而深沉的情境中去:"公民们,请想我问一问,今天为什么邀我在这儿发言?我,或者我所代表的奴隶们,同你们的国庆节有什么相干?《独立宣言》中阐明的政治自由和生来平等的原则难道也普降到我们的头上?因而要我来向国家的祭坛奉献上我们卑微的贡品,承认我们得到并为你们的独立带给我们的恩典而表达虔诚的谢意么?"

除了以上三种方法,还有释题式、悬念式、警策式、幽默式、双关式、抒情式等。

演说的开头还有"结合现场,联络感情""巧设悬念,引人入胜"等其他方式。总之,好的开头应简短切题,新颖自然。力求从演说一开始,就给听众一种良好的准备认真听下去的心理定势。

3. **严密的主体**　主体要环环相扣,层层深入,这是演讲稿的主要部分。在行文的过程中,要处理好层次、高潮和衔接等几个问题。

(1)**层次的安排**　层次是结构的基础,是演说者传递信息、表达主题过程中形成的相对完整、相对独立的单位。安排层次的进程,就是对所选择的材料进行归类的进程。要根据客观事物内部联系的特征和共性来合理安排层次。安排层次要注意通篇格局,统筹安排,给人以整体感;要主次分明,详略得当,给人以匀称感。同时,演说是讲给人听的,转瞬即逝的,因而层次结构不能太复杂,要给人以明朗感。

(2)**高潮的安排**　演说最忌平铺直叙,而必须有波澜起伏,要在感情上紧紧抓住听众,在理论上说服听众,在内容上吸引听众。在演说的主体部分,要组织和安排一个或几个演说高潮,形成强烈的"共振效应"。演说高潮实际上就是演说者和听众感情最激昂、精神最振奋的地方。它是运用典型的事例、恰当的议论、深刻的哲理、贴切的修辞、生动的语言、真挚的情感、得体的动作所组成的强烈兴奋点。它体现出三个特点:一是思想深刻,态度鲜明,最集中体现了演说的思想观点,是思想内容的凝聚点,是其精华之所在;二是感情强烈,演说者的爱憎、喜怒在此得到了尽情的宣泄;三是语句精炼,给听众留下难以忘怀的印象,从而产生动人心魄的魅力。

(3)**衔接**　是指把演说中的各个内容层次联结起来,使之具有浑然一体的整体感。由于演说的节奏需要适时地变换演讲内容,因而也就容易使演说稿的结构显得零散。衔接是对结构松紧、疏密的一种弥补,它使各个内容层次的变换更为巧妙和自然,使演说稿富于整体感,有助于演说主题的深入人心。演说稿结构衔接的方法主要是运用同两段内容、两个层次有联系的过渡段或过渡句。

4. **画龙点睛的结尾**　结尾要简洁有力,余音绕梁。结尾是演说内容的自然收束。言简意赅、余音绕梁的结尾能够使听众精神振奋,并促使听众不断地思考和回味;而松散疲沓、枯燥无味的结尾则只能使听众感到厌倦,并随着事过境迁而被遗忘。怎样才能给听众留下深刻的印象呢?美国作家约翰·沃尔夫说:"演讲最好在听众兴趣到高潮时果断收束,未尽时戛然而止",这是演说稿结尾最为有效的方法。在演说处于高潮的时候,听众大脑皮质高度兴奋,注意力和情绪都由此而达到最佳状态,如果在这种状态中突然收束演说,那么保留在听众大脑中的最后印象就特别深刻。演说稿的结尾没有固定的格式,或对演说全文要点进行简明扼要的小结,或以号召性、鼓动性的话收束,或以诗文名言以及幽默俏皮的话结尾。但一般原则是要给听众留下深刻的印象。

(二)演说者的心理准备

演讲者心理素质的好坏,直接关系到演讲的成败,心理素质好的演讲者,在演讲过程中不容易产生怯场、自卑,以及露才扬己、表现欲强等不良心理,即使偶尔产生,也易于克服,因而演讲能力容易得到正常发挥;反之,心理素质差的演讲者,在演讲过程中容易产生一些消极心理,一旦产生,便不易克服,从而影响演讲能力的正常发挥。这就要求演讲者平时加强心理训练,具备良好的心理素质,既热情果断,又镇定自若,而且还能侃侃而谈,一般地说,成功的演讲者一般应具有如下的心理素质:

1. 充分的自信心　这是所有心理素质中最重要的一点。自信心是演讲者重要的心理支柱，演讲者自信心的强弱对于演讲的后果具有重要的影响。它可以坚定演讲者的意志，鼓舞演讲者的精神，充分发挥演讲者的创造性。这是心理的基础。

2. 敏锐的观察力　优良的观察品质是使演讲成功的必要条件。演讲者的观察视野涉及对演讲材料的感知和发现，对演讲环境的了解，对演讲对象的外部行为和心理活动的洞察等方面。演讲者的观察要有目的性、敏锐性、准确性、全面性等特点。演讲者观察力的提高，不仅会增强演讲效果，也会促进智力结构的综合发展。

3. 较强的自制力　演讲中，演讲者经常会遇到一些生疏、意外的情况，这些情况往往会令演讲者措手不及，难于应付。这就需要演讲者保持冷静的头脑，运用演讲的规则与技巧沉着应对，切忌情绪激昂，言语失措，不能自制。

4. 强烈的成功欲　成功欲是促进演讲成功的重要内驱力。演讲者的成功欲主要表现为一种获得交际表达效益的欲望与快感。它在演讲行为中起着巨大的推进作用。它可以触发演讲者的心理动机，使演讲者对演讲后果高度关切，进而引起演讲者对演讲内容与演讲技巧的关注，促使演讲不断改进，以取得良好的成绩。

5. 良好的记忆力　记忆力是一个人智力构成的重要因素。由于记忆力好的人大脑中储存的信息量多，往往表达时滔滔不绝，左右逢源，能言善辩。因此演讲者平时要学会巧妙地运用记忆规律，掌握记忆技巧，以增强记忆力。这样有利于演讲的临场发挥。

6. 完整的分析、推理能力　分析能力是一种善于从类同的事物中发现不同，或从不同中看到相同的能力。它是一种联想力，是为推理提供素材的。在演讲尤其是即兴演讲过程中，分析能力的运作是高频率的。分析能力的展现往往是演讲者爱用许多比喻来说明问题。因此，平时可加强用生动形象的比喻来描述事物、表达观点。

三、演说能力的训练

(一)演说语言表达

1. 学会用声　指音准、音色、音量和音调的运用技巧。演讲者用声要恰到好处，要读准每个字，达到字正腔圆，高低适度，音色优美，富有表现力。

2. 掌握重音　演讲重音指对句子中的某些词语从声音上加以突出的现象。

3. 注意语速　语速指说话的快慢。一般情况下，快速演讲的语速要求是每分钟200字以上，适用于营造幸福、担心、愤怒或惊讶的感觉，如体育比赛解说；慢速演讲的语速要求是每分钟100字，适用于抒情或表达悲伤。总之，演讲语速取决演讲者希望营造的氛围、听众的要求及演讲背景。

4. 运用停顿　通过停顿，使观众的思维和形象的情感时空空白处无限扩张，自由飞翔；通过停顿，引发听众好奇感、产生各种悬念，提高听众注意力；通过停顿，让演讲者有时间观察听众的反应，并相应地改变演讲的方式和内容。

5. 变化语调　演讲中配合恰当的语调变化，就可以产生形象色彩、理性色彩、感情色彩、风格色彩的不同演示风格。

(二)态势语言使用技巧

态势语言是演讲者在演讲过程中借助身体形态、手势动作、眼神表情来传达信息，表情达意的语言,也称无声语言或肢体语言。

1. 身形语言

(1)演说者服饰 要整洁合身,庄重大方,色彩和谐,轻便协调。根据演讲内容和现场气氛决定服饰色彩。选择与身材协调的服饰,不宜穿怪异、过于时尚、性感的服饰,同时不能过于华丽,又不能太随便。头发要洗干净、修剪整齐,适当的发型可增添个人风采。

(2)站姿和移动 演讲者的站姿分男士站和女士站。男士可以选择两脚并拢和稍微分开站立,手自然下垂放于两腿两侧。女士可以选择双脚跟并拢脚尖分开呈小八字形,双手放于腹部上位,或双脚呈"丁字步"身体略侧的舞台姿势站立。

2. 手势动作技巧 手势动作在演讲中运用较多,是重要的组成部分。它分别用手掌、手指、拳头和手臂做不同的姿势的动作以表达不同的思想感情和意义。

(1)手心向上,胳膊伸向上方(肩部以上)或斜上方的手掌表示激越,大声疾呼,发出号召,对未来憧憬希望;手心向上,胳膊居身体中位(胸部以下腹部以上)表示叙述事实、说明情况。手心向下,居身体下位(腹部以下)胳膊微曲,有时劈下去,表示神秘、压抑、反对、制止、不愿意、不喜欢、鄙视。

(2)两手由合而分,多表示空虚、失望、分散、消极。两手由分而合,表示亲密、联合、和好、接洽、团结的意思。单手掌劈、砍、点、顶,借助于猛力伸出、摆动,表示信心力量、无所畏惧、气魄雄伟、否定等意思。

(3)手指 大拇指伸出表示赞颂、崇敬、钦佩、夸奖、第一、老大之意。食指伸出表示指点实物的数目和方向,也可以是批评、指责、命令。小拇指伸出表示卑下、低劣、无足轻重的意思。

(4)拳头 在身体上位握紧有誓死捍卫、决心、团结、奋斗的意思,在身体下位握紧拳头表示怒火中烧而又强忍或警告、威胁的意思。

3. 表情技巧

(1)叙述性演讲时,多用一种平和、祥和的面部表情。

(2)政治、法律、道德类的政治性演讲时,面部表情应庄严、肃穆。

(3)宣传鼓动类演讲时,所用面部表情是急切、关爱、担心等。

4. 眼神交流技巧

(1)一上台就抬头平视,环视四周,扫视全场。

(2)在演讲过程中,要用眼神的变化表达自己内心的丰富感情。比如讲到高兴处,就睁开眼,散发兴奋的光芒;讲到哀伤处,可让眼皮下垂,或呆滞一会,使这种感情显露出来。

(3)整个演讲过程中,一般情况下是目光平视。根据内容需要,眼睛的视线或近或远,或轮转环视,或用询问、亲切友好的目光寻求听众支持。

第四节 书面语言沟通

一、书面语言沟通的作用与原则

（一）书面语言沟通的作用

1. 有助于信息的存档、查阅与引用　采取书面形式记录的信息不受时间、空间的限制，可以根据需要进行存档、查阅与引用，并且在信息传递和解释的过程中造成的失真也较少。

2. 有利于减少信息时空限制性　使用书面语言沟通可以使人类的交际活动摆脱时空限制，扩大信息交流的范围和领域。即便是远隔万里的人们也可以通过传递信件交流思想、了解彼此的状况和动态。

3. 有助于信息的精确化　书面语言沟通一般为非同步沟通，在信息表达之前，人们可以深思熟虑，有充分时间推敲准备，组织想传递的信息内容，最大限度地减少文字错误和不恰当的表达方式。

4. 有助于信息的仔细分析　信息接受者可以反复多次揣摩书面语言中的信息，最大限度地理解信息的意思，减少误解和曲解。

（二）书面语言沟通的原则

书面沟通中对于书面语言文字写作要遵守正确（correct）、完整（complete）、清晰（clear）、简洁（concise）四个基本原则，即"4C"原则。

1. 正确　是书面沟通的主要原则，要求写出的文字材料必须真实可靠，观点应正确无误，语言要客观。特别在护理工作中，对患者的主诉行为和治疗、护理情况应客观、真实地描述，以保证正确传递信息，实现有效沟通。

2. 完整　书面沟通由于无法及时获得信息接受者的反馈，需要尽量保证信息的完整表达，因此在信息输入过程中需要严谨、仔细地进行，以免遗漏细节。如保证医疗文书的完整性对保护医务人员的自身权益和防范、解决医患纠纷都具有重要的法律意义。

3. 清晰　在正确表达的基础上，还应做到清晰。清晰的文字对于读者有更大的吸引力，除语言表述清晰之外，还应注意文章的结构清晰，如文章样式、整体布局等。如表达内容是由手写，更应注意字迹的清晰，切不可因为字迹的潦草影响接收者对信息的理解。

4. 简洁　书面沟通应力求简洁明了，通过合理的安排，将无关紧要的文字进行删除，力求言简意赅，这也可以节省接收者阅读的时间，提高信息传递的效率。如使用医学术语和公认的缩写，避免笼统、含糊不清的语言或过多修辞，以方便其他医护人员快速获得信息。

二、书面语言沟通在医务工作中的应用

书面语言沟通在医疗、护理工作中广泛应用，医疗文书是医务人员对患者诊疗过程的书面记录，是临床活动的真实记录，是探索医学科学规律、进行医学研究的基础资料。

(一)医疗书面语言沟通的作用

1. **诊断治疗依据**　病案是医务人员临床中的原始记录文件,完整的病案记录是诊断、治疗、护理的重要依据。护理人员通过书写护理病历、护理记录等护理文书,为不同班次的护士及其他医务人员提供有关患者的基本资料,从而保持医疗护理工作的连续性。护士还要通过阅读医生书写的病历和病程记录等医疗文书,以全面掌握患者情况、执行医嘱并做好整体护理。当患者出现危急情况,或再次入院治疗时,都需要根据既往的病案资料加以综合判断分析,才能作出正确的处理。

2. **教学科研**　患者病历、护理记录等专业文书及学术论文等资料,作为书面语言沟通的"产品",对于医学院校学生来说,是最好、最生动、最具实践性的教材;完整的病案资料是开展科研工作的重要资料,对推动学术交流、促进医学科学发展起到重要的作用。

3. **考核与评价**　病案的书写与记录不仅反映医护人员的工作态度和专业技术水平,也反映出医院的医疗护理质量和管理水平。所以,在医疗护理工作中,医疗护理文件的书写质量常作为考核医生、护士工作业绩和水平,评价医院医疗质量和护理水平的重要依据。

4. **医学统计**　病案资料是医学统计的原始记录,为流行病学研究、传染病管理、防病调查等提供统计学资料,是卫生机构制定实施政策方针的依据。

5. **法律依据**　医疗、护理记录属合法文件,为法律认可的证据。在法庭上可作为医疗纠纷、人身伤害、保险索赔、犯罪刑事案及医嘱查验的证明材料。

(二)医学常用书面语言沟通的应用

1. **体温单**　体温单是病历的重要组成部分之一。除记录患者的体温外还记录其脉搏、呼吸及其他情况,如出入院、分娩、转科或死亡时间,大便、小便、出入量、血压、体重等。可以说它是一份反映患者主要情况的综合记录单。要求填写完整、页面整齐、记录准确、没有涂改。医生可以通过阅读体温单,判断患者病情变化情况,以便及时修改治疗方案。

2. **医嘱单**　医嘱单是医生根据患者病情的需要,拟定治疗、检查等计划的书面嘱咐,由医护人员共同执行。它是诊断、治疗方案的记录,也是处理医疗纠纷的重要凭据。因此,要求医护人员要以严肃认真的态度,一丝不苟地进行填写,没有涂改,并签全名。

3. **入院记录**　入院记录由住院医生书写,要求在 24 小时内完成。简明记录如既往史、个人史、月经生育史、家族史和体格检查等。其主诉、现病史与住院病历相同。

4. **病程记录**　病程记录是指继住院病例或入院记录后,经治医师对患者病情诊疗过程所进行的连续记录。内容包括患者病情变化、重要检查结果及临床意义、上级医师查房意见、所采取诊疗措施及效果、医嘱更改及理由等。病程记录的质量可反映出医疗水平的高低。

5. **护理观察记录**　对危重、抢救、大手术后、特殊治疗和需要严密观察病情的患者,须做好书面护理记录。它是反映病情的原始资料,可为诊断、治疗和护理提供依据。

6. **病室报告**　是值班护士针对值班期间病室情况及患者病情动态变化等书写的工作记录和交班的主要内容,也是向下一班护士交代的工作重点。由白班、小夜班、大夜班护士负责书写,内容主要为患者流动情况,重点观察对象的病情变化及医疗、护理措施的效果等,要求做到准确、完整、连贯、重点突出、没有涂改、签全名。通过阅读病室报告,接班护士可全面了解病室全天工作动态、患者的身心状况、需继续观察的问题和实施的护理措施。

7. 护理病历　在临床应用护理程序过程中,有关患者的健康资料、护理诊断、护理目标、护理措施、护理记录和效果评价、出院小结及出院指导等,均应有书面记录,这些记录构成了护理病历。护理病历应反映出护理程序的每个环节,记录护士对患者实施身心整体护理的全过程。

8. 个案护理病历与个案护理报告　个案护理病历是护理人员在护理某些疑难、典型病例时,为了学习、探索护理规律和总结护理经验所写的较为完整的病案资料。个案护理报告是临床报道的一种特殊形式,写作格式比较灵活,结构简单。主要是围绕一个病例进行写作,形式为一例一议,短小精炼,不拘一格。关键是善于发现和选择典型病历,使之具有报道价值。

9. 医疗管理应用文　是医疗行政和业务管理方面的应用文体,除了具有应用文共同的功能和作用外,还具有专业的特色和个性。其内容是紧紧围绕着医疗护理专业,以传达和贯彻上级的方针政策,联系和处理各级机关、部门的行政事务,在上情下达,下情上达,以及在部门、单位之间互通情况,及时总结和交流经验教训等方面能发挥极为重要的作用。因此,正确书写和使用医疗管理应用文,是维持正常工作和提高工作效率的基本条件。

10. 论文　是以说明和议论为主要表达方式,以医疗或护理学科及相关学科的理论为指导,经过科研设计、实验、观察,取得第一手资料,再经归纳分析及必要的统计学处理而撰写成的医疗或护理科研学术作品。

11. 检查记录　是各种检验的报告单和诊断性检查的报告单,有心电图、胸透、同位素、超声波、病理检查报告单,以及内窥镜检验报告单等。

12. 各种证明文件　有患者所在单位的有关证明、住院通知单、病危通知单等。

第五节　非语言沟通

一、非语言沟通的含义与类型

人与人之间除了借助语言进行信息交流外,还存在着大量的非语言沟通形式。许多不能用语言来形容和表达的思想感情,都可以通过非语言沟通形式来表达。作为医务人员,了解非语言沟通中各种表达方式的不同含义,有助于在医患沟通过程中把握自己非语言沟通的行为,从而加强医患之间有效沟通。

1. 非语言沟通的含义　非语言沟通(non - verbal communication)是指不以自然语言为载体,而是以人的仪表、服饰、动作、神情等非语言信息作为沟通媒介(载体)而进行的信息传递。非语言沟通涉及人们面对面沟通的诸多方面,用来加强或替代所说的话。非语言沟通在实际活动中起着非常重要的作用,甚至比通过语言表达的信息更重要。有关研究表明,在实际沟通工作中,非语言所包含的信息远远超过语言所提供的信息,正所谓"无声胜有声"。对倾听者来说,非语言沟通可以帮助确定讲话者是否有诚意。当然,讲话者也可以从非语言信息中得益,通过观察倾听者所发出的非语言信息来观察他所发出的信息是否已得到理解。

2. 非语言沟通的主要类型　非语言沟通有各种类型,主要包括身体动作、时间利用、空间利用、副语言等,具备认识和辨析这些非语言信号的能力,无疑有助于更有效地沟通。

(1)身体动作　手势、面部表情、眼神、触摸身体某些部位等。

(2)个人身体特征　体型、体格、姿势、体味、气味、高度、体重、头发颜色和肤色等。

(3)副语言　音质、音量、语速、语调、大笑或打哈欠等。

(4)空间利用　利用空间表达某种信息的方式,包括座次的布置、谈话的距离等。

(5)时间安排　用时间表达信息,如迟到或早到、文化差异对时间的不同理解等。

(6)物理环境　指通过环境这个特殊的客体语言进行沟通,如大楼及房间的布置、家具及其他摆设、内部装潢、整洁度、光线及噪音等。

二、非语言沟通的特点及作用

1. 非语言沟通的特点

(1)无意识性　正如西格蒙德·弗洛伊德所说,"没有人可以隐藏秘密,假如他的嘴唇不说话,则他会用指尖说话。"一个人的非言语行为更多的是一种对外界刺激的直接反应,基本都是无意识的反应。例如,与自己不喜欢的人站在一起时,保持的距离比与自己喜欢的人要远些;喜怒形于色,也是反映情绪的非语言的不自主表现。

(2)情境性　与语言沟通一样,非语言沟通也展开于特定的语境中,情境左右着非语言符号的含义。相同的非语言符号,在不同的文化背景下,不同场合中,对于不同的人,会有不同的意义。同样是拍桌子,可能是"拍案而起",表示怒不可遏;也可能是"拍案叫绝",表示赞赏至极。

(3)真实性　根据英国心理学家谢尔·阿盖依尔等人的研究,当语言信号与非语言信号所代表的意义不一样时,人们相信的是非语言所代表的意义。当某人说他毫不畏惧的时候,他的手却在发抖,那么我们更相信他是在害怕。由于语言信息受理性意识的控制,容易作假,人体语言则不同,人体语言大都发自内心深处,极难压抑和掩盖。

(4)相似性　是指无论男女老少,无论哪个民族、哪个国家,都以同样的非语言沟通方式表达同一种情感。如用哭泣来表达痛苦和悲伤的心情,用笑来表达愉快、高兴和喜悦的心情,有句话说得好"微笑无国界"。

(5)个性化　一个人的肢体语言,同说话人的性格、气质是紧密相关的,爽朗敏捷的人同内向稳重的人的手势和表情肯定是有明显差异的。每个人都有自己独特的肢体语言,它体现了个性特征,人们时常从一个人的形体表现来解读他的个性。

2. 非语言沟通的作用

(1)表达情感　眼睛是人心灵的窗户,能准确地展示自身的心理活动。如对进行肢体功能锻炼的患者投以鼓励的目光,而对神志清醒的不合作的患者投以责备、批评的目光。此时虽没有语言行为,但却更能使患者感到愉快、得到鼓励或产生内疚。同样,患者一个赞许的目光,可使医护人员消除身体疲劳,感受到自身工作的价值。手势是非语言沟通中重要的表达方式,富有极强的表情达意功能,如患者出院时,挥动单手表示辞别、再见;但手势语可因民族、国家、地区的不同所表达的含义不同。因此,如医院有外宾时应谨慎使用。

(2)强化补充 非语言沟通可以对语言沟通起修饰的作用,使语言的表达更准确、更深刻。非语言沟通还可以填补语言沟通的不足,增加、充实语言沟通的内容。医护工作者在和患者沟通过程中应注意自己的非语言符号传达给对方的信息,同时,也能通过细致地观察患者的非语言行为,体会其所要表达的真实感受,从而加强和患者之间的有效沟通。

(3)替代作用 是指用非语言沟通代替语言沟通传递信息。如中国人熟悉的非语言沟通方式,点头表示"是",摇头表示"否";怒目圆睁意味憎恨,喜笑颜开代表愉快;护士送患者上手术台时拍拍患者的肩或手表示鼓励等。

(4)调节互动 非语言沟通具有调节沟通各方互动方式的作用。在医护人员与患者及其家属之间的沟通中,存在着大量的非语言暗示,如点头、皱眉、降低声音、改变体位、靠近或远离对方等,所有这些都传递着一些不必开口或不便明说的信息,调节着沟通双方的互动行为。例如,医生、护士在倾听患者诉说病史、病情时,若微笑着点头,便表示鼓励患者继续说下去;如频繁地看着手表或向别处张望,便表示有其他急事要办,在暗示患者该停止谈话了。

三、非语言沟通的形式与表达

1. 仪表 仪表通常指人的外表,包括仪容、服饰等,是一张无形的名片。人们可以通过仪表服饰表现自己和了解他人。仪容是人的外表容貌,是尊重他人的表现,也是自尊、自重、自爱的表现。如得体的服装、健康的皮肤,还有干净、整齐、适宜工作环境的发型都是展示美、表现美的重要方式,也可反映一个国家或民族的经济水平、文化素养、精神与物质文明的发展程度。医务工作者得体整洁的服饰既为患者带来视觉上的美感,也能为患者带来心理上的安全感,是尊重患者的具体表现。

2. 体态 体态主要是指人的各种姿态,包括身体姿势、手势等。体态在人际沟通中被视为一种无声的人类语言,又称第二语言或副语言。每个人的行为举止都是自己体态语言的外在表现,而体态语言又是个人内在品质和知识的真实流露。人们说的站有站相、坐有坐相,是身体各部位或若干部位相互协调的整体表现,所以说体态美是一种综合美的具体展示。

3. 表情 表情是指表现在人们面部的感情,是人类情绪、情感的生理性表露。包括目光、微笑等。表情不仅能给人以直观印象,而且能感染人,是人际沟通的有效工具。人的表情一般是不随意的,但有时可以被自我意识调控,具有变化快、易觉察、能被控制的特点。医护工作中应以职业道德情感为基础,在与患者交流中善于运用和调控自己的感情。

4. 声调　恰当地、自然地运用声调,是顺利交往的条件。一般情况下,柔和的声调表示坦率和友善,在激动时自然会有颤抖,表示同情时略为低沉。不管说什么样话,阴阳怪气的,就显得冷嘲热讽;用鼻音哼声往往表示傲慢、冷漠、恼怒和鄙视,是缺乏诚意的,会引起人不快。

5. 礼物　礼物的真正价值是不能以经济价值衡量的,其价值在于沟通者们之间的友好情意。当你生日时送你一束鲜花,你会感到很高兴,与其说是花的清香,不如说是鲜花所带来的祝福和友情的温馨使你陶醉。予人玫瑰,手有余香。向对方赠送小小的礼物,可增添友谊,有利于巩固彼此的交易关系。

6. 时间　在一些重要的场合,重要人物往往姗姗来迟,获得众人迎接,这才显得身份尊贵。然而,以迟到来抬高身份,毕竟不是一种公平的交往,这常会引起对方的不满而影响彼此之间的合作与交往。赴会一定要准时,体现交往的诚意。文化背景不同、社会地位不同的人的时间观念也有所不同。

7. 体触　体触的含义是人体各部位之间或人与人之间通过接触抚摸的动作来表达情感和传递信息的一种行为语言。体触可以起到语言无法起到的作用,也可以跨越语言和文化界限传递各种信息,是人们成长、学习、沟通和生活的重要因素。

研究发现,体触能激发人体的免疫系统,使人的精神兴奋,减轻因焦虑、紧张而引起的疼痛,有时还能缓解心动过速和心律不齐等症状,有一定保健和辅助治疗作用。

8. 界域语　界域是指人们为满足自身"防卫"的潜在需求而产生的一种以自己身体支配周围空间的潜在欲望,也称空间距离或区域距离。界域语是指在人际交往中通过一种看不见,但实际存在的界域来表现双方关系的无声语言。

人与人之间有看不见的界限,每个人都有属于自己的空间,于是就形成了人与人之间的空间距离。在不同场合、面对不同的人,每个人都应该把握空间距离尺度,免得使他人不适、自己不安(表4-1)。

表4-1　人际交往中的空间距离

空间距离	物理距离	适用范围	临床中注意事项
亲密距离	0~0.5m	情感联系高度密切的人群	因体检、换药等需要进入亲密距离时,应向患者解释说明,以免给患者造成不适
个人距离	0.5~1.2m	一般交往中的距离	医护人员常在这种距离范围内对患者进行术前指导、健康教育、心理咨询等,是医患、护患之间交流较为理想的距离
社交距离	1.2~3.5m	社交活动或商贸谈判	对敏感患者或异性患者可以采用这种距离,以便给患者足够空间,以减轻患者的紧张情绪
公共距离	3.5m以上	上课、演讲、报告等群体交往	对患者进行健康教育、卫生知识讲座或召开患者座谈会适合此距离

四、非语言沟通的策略

苏格拉底说:"高贵和尊严,自卑和好强,精明和机敏,傲慢和粗俗,都能从静止或运动中的面部表情和身体姿势上反映出来。"可见,良好的非语言沟通不仅是传递信息的方式,更是个人内在修养的外在体现。掌握非语言沟通的策略,学会正确、灵活地运用非语言符号进行沟通,可以在人际交往中起到良好的辅助作用,避免使他人产生误会,造成不必要的麻烦。能用、会用非语言符号是人际交往的润滑剂,是会让人从中受益的。

1. 准确地使用,恰当地表达　非语言符号是在长久以来的社会交往活动中产生的,具有如习俗、文化的性质。不同的文化背景下、不同情境中同一种非语言符号都不尽相同,使用时应该因人、因地、因时而准确使用。例如直视对方的双眼在我国表示对对方的尊重,但在澳洲的国家则认为是在显示敌意,在进行交流时就不便采用这样的眼神交流。

2. 适度地表现,平和地展示　万事过犹不及。非语言沟通本身应该是对语言沟通起到辅助作用,如果过分夸张会起到反面的效果,甚至影响个人形象。例如在会议中发表个人观点,声调的控制、手势的使用都应适度,绝不可以情绪激动地高声叫喊、手舞足蹈。

3. 自然地流露,协调地配合　通过学习、观察、思考,提升自己自如运用非语言符号的能力。使自己的面部表情、眼神、身体姿态、手势等在进行有声语言表达时自然地流露,而且与口语表达的内容协调一致,两者相辅相成,使表达更加引人入胜。

4. 巧妙地运用,灵活地转换　在进行口语表达的过程中,如果遇到尴尬,或者不知道该用怎样的语言来说明自己的意思,那么非语言符号的运用便是聪明的选择。例如运用表情、姿态表示原谅、默许、拒绝等。

五、非语言沟通对医疗服务工作的意义

在医疗工作中,非语言沟通有着特殊的意义,对促进医患关系起着非常重要的作用。正确地识别和理解对方的非语言行为,患者能够获得更准确的信息,得到更好的理解和帮助;医务人员能够更准确地了解患者的病情和心理状态,提供恰当、优质的医疗服务,从而建立良好的医患关系。

1. 有利于建立良好的医患关系、护患关系　非语言沟通对于建立良好的医患关系有着非常重要的作用。由于医院陌生的环境和特殊的卫生设施,患者常常会非常关注医生护士的非语言行为。

当患者陈述病情或表达心声时,医生护士应注视患者认真倾听,以表示对患者的尊重。当患者因疾病导致疼痛难忍时,护士轻轻抚摸或者握一握患者的手,患者会增加战胜病魔的勇气和信心。

医生良好的工作情绪,护士的微笑不但会使患者感到亲切、心情舒畅,而且会给患者带来积极的动力。比如,微笑着为患者治疗,患者能够主动接受。反之,患者就比较勉强,不但影响护患关系,还会影响治疗。另外,当患者违反规定,微笑着去批评患者,他们会感觉不好意思,马上改正;而严肃的批评,患者易产生逆反心理,达不到应有的目的。

在医疗实践中,医生护士也可以通过观察患者的非语言行为来了解患者的病情和心

理状态,增进与患者的交流和沟通。如有经验的护士常常可以通过婴儿的表情、动作,尤其是哭声来判断婴儿的生理需要或是否出现某些病情变化。

因此,非语言沟通在维系医护人员与患者、家属之间的良好关系中起着不可低估的作用。

2. 有利于医护工作中的相互协作与配合　在医护人员的相互交流中,非语言沟通也起着非常重要的作用。医护人员由于工作繁忙,没有过多时间进行交谈,他们之间的语言沟通常受到限制和影响。在这种情况下,非语言沟通就可以起到弥补语言沟通不足的效果,增进医护间的相互理解。在一些紧急情况下,医护人员的一个眼神、一个动作都可以达到传递信息的目的,如抢救危重患者时,医护人员之间常通过快速交换目光或点头示意等表情动作进行沟通,以使抢救工作配合默契。

实践训练一　心态及口才训练

目标:锻炼最大胆的发言,锻炼最大声的说话,锻炼最流畅的演讲。

1. 积极心态训练

(1)自我暗示　每天清晨默念10遍"我一定要最大胆地发言,我一定要最大声地说话,我一定要最流畅地演讲。我一定行! 今天一定是幸福快乐的一天!"

(2)想象训练　至少5分钟想象自己在公众场合成功的演讲,想象自己成功。

(3)至少5分钟在镜前学习微笑,展示自己的手势及形态。

2. 口才锻炼　抓住一切机会讲话,锻炼口才。

(1)每天至少与5个人有意识地交流思想。

(2)每天大声朗诵或大声讲话至少5分钟。

(3)每天训练自己"三分钟演讲"一次或"三分钟默讲"一次。

(4)每天给亲人、同事至少讲一个故事或完整叙述一件事情。

(5)注意讲话时的一些技巧。①讲话前,深吸一口气,平静心情,面带微笑,眼神交流一遍后,开始讲话。②勇敢地讲出第一句话,声音大一点,速度慢一点,说短句,语句中间不打岔。③当发现紧张卡壳时,停下来有意识地深吸口气,然后随着吐气讲出来。④如果表现不好,自我安慰:"刚才怎么又紧张了? 没关系,继续平稳地讲";同时,用感觉和行动上的自信战胜恐惧。⑤紧张时,可以做放松练习,深呼吸,或尽力握紧拳头,又迅速放松,连续10次。

实践训练二　语言沟通与非语言沟通训练

案例资料

患者,李某,女,56岁,患有骨性关节炎病数年。近日因劳累病情加重,入院。因医嘱其必须卧床。患者焦虑、紧张、担忧,有抵触情绪。患者由家属搀扶走至病区,护士张某是其责任护士,起来主动迎上患者与家属一同搀扶走至病区椅坐下,进行入院信息办理。

张护士:"李阿姨,您好。我是您的责任护士张某,您叫我小张就行。我来帮您办一下住院信息登记。"(边说边拿出血压计、听诊器、体温计,测量各项生命体征,做好记录。询问患者家属电话号码、家庭地址等信息,填写)

患者整个过程一言不发,表情凝重。

护士亲切地询问:"李阿姨,您哪里不舒服啊?"

患者冷淡地回答:"没有。"

护士接着耐心地说:"那您有什么疑问吗?"

患者:"我的腿是不是病得很厉害,医生为什么要求我住院治疗呢?"

护士微笑地对患者说:"李阿姨,您的骨性关节炎已经得了好多年了,之前您因为种种原因没有进行过彻底全面的检查和全面系统的对症治疗,所以今日才会病情加重,以至于行走困难了,所以医生要求您住院进行全面的治疗。"

患者还是很有疑虑:"医生让我卧床,我很不适应,我担心是不是会瘫痪呢?"

(说着患者的眼泪快出来了)

护士很理解、同情患者,伸手握住患者的手,很诚恳地说:"李阿姨,您别担心。医生让您卧床是因为您的腿最近由于过度劳累才加重病情的。卧床会让您的腿得到充分的休息,以缓解您的疼痛,以便进行更好地更有效地治疗。只要您配合治疗,您的腿会得到好转的。"(护士面带诚恳的微笑,眼神里充满鼓励与安慰)

患者的紧张表情有所放松,"但我还是有些担心!"

护士(耐心地开导):"李阿姨,您放心吧,你的主治医生徐医生是我们科的主任,在治疗骨性关节炎方面有很多年的临床经验,治疗成功的患者很多,我们医院的设备和技术也都是十分先进的,只要您积极配合治疗,一定能够早日康复的!"

患者(听了护士的一番话,终于露出了轻松的微笑):"听你这么一说,我放心多了,谢谢你,小张。"

护士(也很高兴):"不客气,李阿姨,我用轮椅送您去病房吧。"(说着便推轮椅,把患者搀扶在轮椅上,送入病房)

小结:护士在与患者沟通的过程中,使用礼貌性的称呼,给患者以尊重;语言亲切、诚恳,在交谈过程中针对患者的提问给予合理的答复及耐心、细致的讲解;恰当地运用交谈技巧,并对患者的担心、紧张给予有效的疏导;在与患者的沟通中,面带微笑,语言易懂,并给以患者肢体搀扶、握手安慰、眼神鼓励,使患者感受到体贴与关怀,焦虑情绪缓解。

实践训练三 沟通技巧训练

以 8～10 个人为一个小组,一部分在情景中承担表演,一部分对情景中任务的完成情况进行评价。

情景模拟1:

角色设置:一位即将接受化疗的年轻患者,一名陪床家长,一名主管医生、一名主管护士。

情景设置:患者对化疗有强烈抵触情绪,家长对化疗持怀疑态度,求助于医生护士。

任务设置:运用一系列语言与非语言给患者、家属以心理安抚,减轻其对化疗的畏惧心理,使患者摆脱对化疗的抵触情绪。

情景模拟2:

角色设置:一位受外伤儿童,儿童的父母,一名医生,两名护士。

情景设置:父母带领儿童处理外伤,但由于紧急没有挂号,对要求其挂号要求不理解。

任务设置:运用一系列语言与非语言沟通正确处理这样的情况。

结果评价:1. 讨论沟通中运用了哪些语言沟通与非语言沟通的技巧?

2. 任务完成得是否出色? 成功的原因是什么? 不完美的原因何在?

3. 小组集体完成一份对情景模拟的总结评论和心得体会。

实践训练四　交谈能力模拟训练

交谈能力训练模拟实际交谈的场景,以小组为单位进行模拟练习,将交谈的技巧运用于练习之中,在练习之后对效果进行相应的评定,是训练交谈能力的良好方法。

1. 交谈内容

(1)一位发热患者需要输液治疗,一名新护士来进行操作,遭到患者的怀疑与拒绝。你是这名新上岗的护士,通过与患者进行交谈使之接受你。

(2)科室评定先进个人,你和另外一名比你资质年轻的医生最有希望入选,最终你获得了这个荣誉。你与那位医生进行交谈来防止因为这样的竞争影响你们的工作关系。

(3)甲、乙、丙、丁四名同学之间开展小组讨论,讨论媒体对于构建和谐医疗关系上的作用。

(4)作为一名临床医生,你对一名患慢性胃炎的高中生进行饮食和生活方式上的指导。

(5)一名15岁的女孩患白血病,有自杀倾向,你作为一名主管护士如何对其进行心理上的安抚。

(6)你是刚刚进入医院的住院医师,同科室的老护士不是很配合你的工作,对你的态度有些冷漠甚至不屑,你通过交谈与老护士建立良好的关系。

2. 交谈训练评价标准

(1)交谈的发起是否顺畅,方式是否恰当,地点时间选择是否合适。

(2)是否明确自己的交谈目的,话题的引出经历了怎样的过渡。

(3)是否注意了不同交谈对象的特点而采用不同的语气和态度。

(4)交谈中使用的技巧。

(5)交谈的语言是否精炼。

(6)交谈中出现的冲突如何排解。

(7)交谈的时间把握如何,结束方式如何。

(8)交谈是否达到预期目的。

(9)交谈属于何种类型,是否应用了其他的沟通方式。

综合测试题

一、名词解释

1. 语言沟通

2. 非语言沟通

二、单项选择题

1. 关于语言沟通和非语言沟通,下列哪种说法是错误的

   A. 语言沟通可以澄清非语言沟通的含义

   B. 非语言信息往往比语言信息更可靠

   C. 非语言信息比语言信息更能准确地表达一个人的思想

   D. 非语言信息可以强化语言信息的含义

   E. 语言沟通和非语言沟通是相互联系的

2. 在人际交往中个,人们最多采取的空间距离是

   A. 0.5m 以内   B. 0.5～1.2m

   C. 1.2～2m   D. 1.2～3.5m

   E. 3.5m 以上

3. 一名探望患者的女士询问一名门诊护士内科病房怎么走,护士一边赶着走一边回答:"大厅有地图,自己去看嘛。"这名护士的言辞违反了怎样的沟通原则

   A. 尊重性原则   B. 目标性原则

   C. 规范性原则   D. 礼仪性原则

   E. 情感性原则

三、多项选择题

1. 演讲的最终作用是

   A. 感染作用   B. 导发作用

   C. 控制作用   D. 启迪作用

   E. 激发作用

2. 书面语言沟通的"4C"原则是指

   A. 简洁性   B. 完整性

   C. 清晰性   D. 复杂性

   E. 正确性

四、简答题

1. 有声语言沟通与书面语言沟通的优缺点比较。

2. 举例说明交谈的分类。

3. 书面语言在临床中的应用是如何体现的?

4. 假如你作为一名社区医院的医生,今天要家访一名长期卧床的老年患者,你会应用哪些非语言沟通?

(陈亚清　郝　国)

第五章　沟通技巧

医护人员是和患者接触最多的人群,和谐的医患关系,离不开良好有效的医患沟通。为了能使沟通顺利进行,医护人员除了了解沟通的一般知识外,还必须掌握并合理运用一些沟通的技巧,以增进医患、护患间的了解。

沟通技巧是指医护人员具有收集和发送信息的能力,能通过书写、口头与肢体语言的媒介,有效地、明确地向患者表达自己的想法、感受与态度,亦能快速、正确地解读患者的信息,从而了解患者的想法、感受与态度。沟通技能涉及许多方面,如简化运用语言、积极倾听、重视反馈、控制情绪等等。

掌握技巧并非要求我们都巧舌如簧、能言善辩,而是要求我们付出真诚、热情和关爱。因此,在医疗工作中,我们应本着"以人为本"的理念,设身处地为患者着想,只有这样,才能更好地建立相互理解、相互信任的医患关系。比如说问诊:老赵刚刚入院,几天前他被诊断是"肺癌",他感到万分的痛苦、无助。刚躺下,进来了个医生,面无表情劈头就问:"你叫什么名字?多少岁?住哪里?结婚没?干啥的?几个子女?"这哪里像是医生,倒像是查户口的。医患之间关系冷漠,一不小心就容易产生误解,引起纠纷。但是,如果我们换个角度,换种语气,效果可就大不一样了。"大伯,您好。您老是哪个地方人?今年多大岁数啦?家里有几个小孩呀?都过得挺好的吧?"这样,医患之间通过第一次的"亲密接触",自然而然就多了份亲切,少了些隔阂。那么,接下来的沟通将会顺利得多。

第一节　基本的沟通技巧

一、积极倾听技能

(一)积极倾听的含义

倾听是一门艺术,是沟通中最常用、最基本的技巧之一,它能使讲话的人感到自己受到了对方的尊重与关注。倾听是指全神贯注地接收和感受对方在交谈时所发出的全部信息(包括语言的和非语言的),并作出全面的理解。倾听并不仅仅是听对方说话,也不是简单地关注对方的词句,倾听时应注意对方的声调、频率、措辞,还应关注对方的面部表情、身体姿势等非语言行为。人际沟通是双向的交流,良好的倾听要求接收者不仅注意发送者,而且也要注意自己。当沟通展开时,需要医护人员全身心地参与,并不断调整自己,去了解沟通中所传达的"所有信息"。卡内基说:"如果你想成为一个谈话高手,必须首先是一个能专心听讲的人。"我国的周恩来总理就是一位善于倾听的人,美国的一位外交官曾评价道:"凡是被他亲切会见过的人都不会忘记他。……你会感激他全神贯注于你,他会记住你和你所说的话。这是一种使人一见之下顿感亲切的罕有天赋。"如果你也想让周围的人都喜欢你、欢迎你,那么你必须学会倾听。

（二）倾听的技巧

人心者，莫先乎情。沟通不仅是一种信息的交流，更应是一种感情的传递。要做一位有效的倾听者，医护人员应该注意以下几点：

1. 耐心地听　花时间去倾听患者的诉说，最好坐下来与患者交流，这样表示你愿意与其沟通。若非必须，不要打断对方的谈话或不恰当地改变话题和转换话题，以免患者思路中断，影响深入的交流。尤其是当对方表述不清或内容平淡时，切忌烦躁、责怪或漫不经心。当自己和对方的观点有异议时，忌带有敌对情绪地反驳或争吵。如："好了，别说了，你能不能说点其他的？""胡说八道，我不同意你的看法……""你真啰唆……"等，这些插话不但打乱了患者正常的思绪，而且会使对方心生反感，影响到沟通的顺利进行。

2. 全神贯注地听　交谈双方应保持合适的距离，1米左右为好，面向对方，身体稍向对方倾斜。医护人员应和患者的视线保持接触，注意力始终集中在对方谈的内容上，尽力不让其他的事情占据自己的思维而干扰谈话。如果医护人员东张西望、频繁看手表、不断出出进进等，都会给患者一个信息：对讲话内容没兴趣。使患者感到未受重视，也会使患者心理受挫，对医护人员产生反感。医护人员在倾听的时候还需注意到患者的非语言表现：表情、语气、手势、姿势等，从而对说者的言辞做出正确的判断。

3. 有反应地听　做出适当的反应和反馈及恰当的鼓励性姿态。轻声说声"是""嗯"或点头等，表示你正全神贯注地倾听并鼓励患者继续说下去。如患者说："我头晕得厉害，还恶心……"，医生重述说："你刚才说你头晕、恶心，是吗？"当然，回应也包括非语言的，如通过点头、微笑、手势、体态等作出积极的反应，鼓励对方敞开心胸，向你倾吐心中的话。

4. 不要急于做出判断或下结论，不评论对方的谈话内容。

5. 使用适当的语句　在提问和作出反应时，要选择能够简明表达意思和感觉的字句，避免使用专业术语。

6. 创造良好的交谈环境　交谈时应考虑患者的心情，应排除一些可以避免的干扰因素，如手机呼叫、环境的嘈杂、因事务较多需马上处理而反复中断交谈等，使交谈能不受干扰地顺利进行，也有利于注意力的集中。

（三）倾听的层次

有专家将倾听能力分为五个层次：

第一层次——心不在焉地听：倾听者心不在焉，几乎没有注意说者所说的话。心里考虑其他毫无关联的事情，或内心只是一味地想着辩驳。这种倾听者感兴趣的不是听，而是正迫不及待地想要说。这种层次上的倾听，往往导致人际关系的破裂，是一种极其危险的倾听方式。

第二层次——被动消极地听：倾听者被动消极地听所说的字词和内容，常常忽略了讲话者通过表情、眼神等体态语言所表达的意思。这种层次上的倾听，常常导致误解、错误的举动，失去真正交流的机会。另外，倾听者经常通过点头示意来表示正在倾听，让倾诉者会误以为所说的话被完全听懂了，或者获得了完全的赞同。

第三层次——选择地听：只听适合自己的意思或口味的，与自己意思相左的一概自动滤掉,也就是常说的不记在心里。

第四层次——主动积极地听:倾听者主动积极地听对方所说的话,能够专心地注意对方,能够聆听对方的话语内容。这种层次的倾听,常常能够激发对方的注意和诉说的激情,但是很难引起对方的共鸣。

第五层次——同理心地听:用同理心积极主动地倾听,是在用心去"听",这是一个优秀倾听者的典型特征。这种注入感情的倾听方式在形成良好人际关系方面起着极其重要的作用。

(四)培养主动倾听技巧

深呼吸,从一数到二十。找一个让自己一定要注意听的理由。在脑中把对方的话转换成自己能了解的话。保持目光接触:眼睛所在,耳朵会相随。

1. 反应知会　反应知会就是以适当的反应让对方知道,你正在专注地听。

具体方法是:使用目光接触。显露出兴趣十足的模样。适当地微笑。用言语响应、用声音参与。说句:"哦!""哇!""真的?""是啊!""对!"。用肢体语言响应,如点头、身体向前倾、面孔朝向说者,换个姿势……记下一些重要的内容。用说明的语句重述说话者刚谈过的话。如:"你的意思是不是说……""换句话说,就是……"响应一下,在心里回顾一下对方的话,并整理其中的重点,也是个不错的技巧。例如:"你刚刚说的论点都很棒,真的值得学习……"。

2. 询问互动　提问,说听双方有问有答,才能更进一步达到双向沟通、交流互动。

处理方法是:适时向说话者提出一个该问的问题。

3. 情绪控制　练习控制好你的情绪,不要情绪反应过度(如打岔、反驳),要静心听完全部的内容。

处理方法是:深呼吸。从一数到十五或深呼吸三次。找出一些和对方意见一致之处。回想一件快乐的事。培养心平气和、冷静客观的涵养。

4. 察觉非语言的信息　要察言观色,听话同时要注意方的身体语言、姿势、表情。

处理方法是:用倾听(耐心、专心、用心、欢喜心)四心,做一位好听众。

5. 组织听到的信息　利用听和谈之间的速度差距,整理你所得到的信息。

处理方法是:

(1)归类　整理出大纲要点。

(2)排顺序　分辨出先后缓急。

(3)比较对照　区别事实和假设、好处和坏处、优点和缺点。

6. 有效培养倾听能力的六个秘诀

(1)培养主动倾听的心态。

(2)刻意练习倾听。

(3)营造一个有利于倾听的环境、氛围。

(4)多留意自己的肢体语言。

(5)避免仓促判断。

(6)用同理心来倾听。

二、有效表达的技能

医患沟通中,患者(或家属)是心理相对弱势的群体,他们对医护人员的语言特别敏感,因此,医护人员用词应注意清晰、明了、通俗、易懂,选择对方能正确理解的词语,富有情感性、道德性、亲切性、规范性。

(一)语言沟通原则

在医患关系中,应遵循的语言沟通原则是:言依目标而出,言按对象而说,言从心声而发和言凭真诚而叙。

1. 言依目标而出　医患之间的语言沟通是一种有意识的沟通活动。无论是向患者及其家属陈述一件事,说明一个道理,提出一个问题或一个要求,一般都是为了达到一定的医患沟通目的。

(1)交谈目的应成为沟通者的思想指导　首先,沟通者在思想上对此次谈话的目的要明确。

(2)要达到交谈的目的,言语表达必须具有适应性、调控性　一般来说,目的鲜明突出,话语也能做到言简意赅,效果明显。言语交际是个动态的信息交流过程,在语言沟通中,尤其是在比较复杂的交际过程中,各种客观因素也在不断发生变化。这就要求说话者言随旨遣(指公共关系语言的应用必须具有明确目的),适应情况的改变,随机应变,不断调节言语内容与形式,控制整个交际过程的进展。

2. 言按对象而说　交谈都是面对特定对象的,医护人员沟通的对象大多是患者。沟通的效果如何,不仅取决于沟通者所运用的语言形式能否恰到好处地表达自己的思想感情,更重要的是取决于对方能否准确理解和乐于接受。而要做到这一点,就必须准确地把握沟通对象。

(1)要了解分析沟通对象的思想境界、性格特点,有针对性地选择表达的内容与形式。

(2)要充分了解分析沟通对象的知识水平、生活经历、职业特点,遵循言语交际的量力性原则。

(3)要了解分析沟通对象特定的心理情境,适当变换说话方法和角度,便于对方接受。

3. 言从心声而发　"言为心声",这句话不仅是说一个人心里怎么想,嘴里会怎样说,说话是一种思维活动;它也指语言反映出一个人的生理特征及心理特征。在言语交际活动中,我们常常能通过一个人的言谈大致看出其思想境界、文化修养、性格特点以及语言修养、职业习惯和心境状态。因此,人们的言谈要保持自我表现本色,反映自己的心灵境界,符合自己的身份,使对方听后感到亲切、自然、易于接受。

语言是医护人员思想境界、道德修养的具体体现。因此,医患交往时,应力求言语文雅、语音温柔、态度谦和,表现出对患者的尊重、关怀、同情和体贴。

4. 言凭真诚而叙　真诚是指真实诚恳和真心诚意。真诚的感情基础是"爱心",是"与人为善"。真正的真诚,必须从爱心出发,替对方着想,尽最大努力避免伤害对方。医护人员有时必须向患者隐瞒真实病情,但他的心是真诚的,他对患者充满爱心,一切是为患者着想。

如果说关注是信任的前提,则真诚便是信任的基础。当患者从医护人员的言语神情中感受到真诚,心情便会放松,信任便会发展和巩固,沟通就会更顺利地展开。例如:某医生对一位新来的患者说:"有什么需要我帮助的吗?"但这位医生一边说话一边忙着其他的事。此时患者会有什么感受呢? 他首先会感到医生说这话可能是敷衍了事,并不是真的想要帮助他。他即便有事要请帮助,此时他可能会感到不合时宜而不提出来。总之,他对医生的真诚已产生疑问。再如:一位医生对患者说:"先生,有什么事要我帮助请尽管说,我一定尽力。"但事后该患者向这位医生提出一个要求时,这位医生却说:"哦,我马上就要下班了,这件事您找别人做吧!"这种明显的言行不一致会立刻使患者感受到医生语言的虚假性。

(二)医护人员语言禁忌

1. 指责　责怪患者或家属,如"怎么病得这么厉害才来医院看病","刚才说了好几遍你怎么听不懂"等。

2. 压制　患者有意见或有要求不能提,如"你要有意见,就出院。""你有意见,告到院长那里也没有用!"

3. 威胁　用威胁迫使患者屈服,如对治疗不做解释工作,只预示恶果,以威胁患者服从。如"打吊针,别乱动,否则药漏出来,皮肤烂了,我可不负责。""你不愿抽血,后果自负。"

4. 挖苦　用尖酸刻薄的话讥笑别人,如医护人员挖苦喝酒的肝炎患者,"你再多喝一点酒,肝炎就会好得快些。"

5. 谩骂　在医患沟通中,出言不逊,如"乡巴佬,没见过世面。""又跑针了,真讨厌。"等。

6. 讽刺　用含蓄的话语指责劝告或嘲讽别人,或用比喻、夸张的手法对别人的行为批评、嘲笑。例如,患者询问什么是"阿托品化"的感觉,护士头一扬,说:"什么感觉,就是初恋的感觉,脸红红的,心跳快快的。"

三、善用非语言信息

医患开始建立联系,或者说双方的第一次见面,就会给彼此留下"第一印象"。此时,医护人员的仪态服饰、表情体态等会起到重要作用,而相互间建立的信任关系会对此后的医护工作效果起关键作用。由于医院陌生的环境和特殊的卫生设施,常使患者及其家属产生恐惧和不安。为减轻这种不安,患者及其家属会特别留心周围环境的信息,对医护人员的非语言行为特别敏感。尤其是当患者不能理解医护人员复杂的医用术语时,或由于医护人员工作太忙而不易接近时,他们往往把注意力集中在医护人员的非语言行为上,常利用非语言暗示提供的信息来补充和证实语言沟通中有疑问的信息。有时患者及其家属在语言沟通发生前,依靠非语言的观察作为迅速获取信息的方法。如焦急等待肿瘤病理报告的患者,可通过观察医护人员进入房间时的面部表情获得一些线索,以弄清即将得到的消息的性质。此外有些患者认为，医护人员出于某些原因，不让他们知道疾病的真实情况，即使医护人员告诉患者，他的手术是成功的，肿瘤已被切除等，患者仍会仔细观察医护人员的表情以判断医护人员对其病情的真实想法。因此，医护人员在与患者沟通时，要慎重运用非语言行为，以免患者误解或不利于对方领会。

服饰、表情和姿态是非语言沟通中使用最为广泛的表现形式。下面我们分别阐述作为一名医护人员，如何善用这些非语言类信息。

（一）医护人员的服饰

1. **帽**　医务工作者的帽子有圆帽和燕帽两种。

（1）圆帽　医生、药剂师、检验师及护士均可佩带。戴圆帽时要求头发应全部塞于帽内，不戴头饰，长发用发网或小发卡盘起后再戴，帽子应前达眉睫，后遮发际，缝封放在后面，边缘整齐。

（2）燕帽　是护理人员的职业象征。戴帽时，短发要求前不遮眉、后不搭肩、侧不遮耳，长发则要梳理整齐盘于脑后，发饰素雅端庄，燕帽平整无折并能挺立，系戴高低适中，戴正戴稳，距发际 4～5cm，用白色发卡固定。

2. **工作服**　医务工作者的工作服既是职业和身份的象征，又须具备审美性，特殊岗位的工作服还具备特殊的功能。工作服的款式需简洁、美观，穿着合体，操作活动自如，面料平整、透气、易洗、易消毒。

工作服可根据不同科室的需要和特点，选择不同的色彩和款式。色彩上以白色为主，还有蓝色、绿色、粉红色等，例如：手术室的工作服和手术衣大都为蓝色或绿色，可以防止因视觉产生混乱而影响手术效果及减轻视觉疲劳；小儿科、妇产科选择粉红色，更易创造温馨的病区气氛。款式上大都为长款，覆盖面积大，利于防护，但急诊科和手术室则多选择短款上衣及配套的裤子，相对较利落，便于操作，既体现了职业的特点，也体现了美学的要求。洁白的工作服是医护人员尊严和责任的标志，表现了严格的纪律和风貌。服饰的整洁、合体给人以纯洁、明快、高雅之感，衣领、衣边、腰带的平展与整齐给人以端庄、稳重、平静之感。因此，医护人员的工作服要保持整洁、干净和合体、不缺扣。衣领和袖口处的扣子要扣牢，衣带平整、松紧适宜，穿在工作服里面衣服的衣领、袖口和裙边不宜外露。

3. **鞋袜**　为适应病房环境和工作的需要，医护工作者在上班期间应穿着轻便的工作鞋。护士因多穿着白色裙式护士服，可配穿白色或乳白色平跟或小坡跟能防滑的护士鞋，不应穿着高跟鞋、硬底鞋或带钉带响的鞋子。而男士着长款工作服配深色西裤时，应穿深色鞋子。鞋子应经常刷洗，保持干净清洁。袜子应穿肉色或浅色，袜口不宜露在裙摆或裤脚之外，或选择长筒或中筒的袜子。

总之，医护人员的着装应与工作环境相协调，给人以美感和信任感。

（二）表情

1. **目光**　人际交往中，目光接触是一种最常见的沟通方式。在目光的沟通中，应目光专注以表现出对对方的尊重。在与人交谈时，最好将目光落在对方眼以下、下颌以上的区域。当双方眼神交错时，最感适合的眼神暂停时间约 5 秒钟。在护患交际中，医护人员目光语的运用必须符合医护人员的职业要求。注视患者时的目光应体现庄重、友善、亲和、关切。无论医护人员交际时的心情如何、就诊患者的身份如何,目光语所体现的内涵都应当是一样的。医护人员在巡视病房时,不便用语言与每个患者打招呼,这时医护人员用亲切的目光向每个患者致意,就可使患者有受尊重的感觉,从而产生良好的心理效应。

2. 微笑 一个有修养的医护人员,要掌握笑的分寸和场合。当患者伤感时收敛笑容,是同情对方的表现;伴随患者一起微笑是会意的表现;询问病情时面带微笑,是关心体贴的表现。在运用微笑传情达意时,要注意自然、得体。

(三)动作姿态

1. 站姿 站姿是所有姿态中最基本的姿势,是培养其他优美姿态的起点和基础。通过站姿训练,能使医护以端庄有礼、一丝不苟、谦虚严谨的工作作风,受到患者的尊重、信任和爱戴。站立时,应头正颈直,挺胸收腹,目光平视,下颌略收,双手前担,或自然下垂,切忌倾斜站立或斜倚墙根及床柜上,也不要随意靠在病床上,给人以懒散、懈怠之感。

2. 坐姿 医护人员日常工作中,有许多事是在坐姿下完成的,如听电话、看病案、书写病情记录等。端庄的坐姿不仅有利于医护人员的身体健康,减少疲劳,还能体现出医护人员认真负责的工作态度,给人以可信任感。坐位时,应坐于椅子前1/2或前1/3处,上身自然挺直,两肩放松,双膝并拢,双手视需要放于膝盖或桌椅之上。避免跷起二郎腿,更不要将翘起的脚尖冲着他人。

3. 行姿 正确而优美的行走动作,如风行水上,轻快自如,能给人一种干练愉悦的感受,并能节省体力,有助于更好地完成工作。行走起步时,重心前移,以大腿带动小腿,两脚尖朝着正前方迈步,应步姿稳健,步速适中,步态沉静,切忌重步急奔或婀娜而行,也不要慌张急迫,或步履拖曳等。

4. 蹲姿 蹲姿也是医护人员常用姿势的一种,蹲姿的运用要优美、雅观。可取左脚在前,右脚在后,两腿靠紧向下蹲,下蹲时身体向左转体大约45°,前脚全脚掌着地,小腿基本垂直于地面,后脚脚跟抬起,前脚掌着地。如穿裙装,蹲下时手要将一下裙摆,避免拖在地面。

5. 手姿 站立时基本的手姿,可双手自然下垂,掌心向内,或双手伸直下垂,掌心向内,分别放于大腿两侧。用以引导患者或为他人指示方向时,可以右手或左手指至一定高度,五指并拢,掌心向上,以其肘部为轴,朝某方向伸出手臂。持物时动作应自然,五指并拢,用力均匀,不应翘起无名指与小指,显得成心作态。医护人员持物最多的是端治疗盘、持病历夹、推治疗车、持交班本等。端治疗盘时,应双手握于盘的两侧,掌指托盘,双肘靠近腰部,前臂与上臂呈90°,双手端盘于平腰处,重心保持于上臂,取放行进平稳,不触及工作服。持病历夹时用手握住病历夹中部,放在前臂内侧,持物手靠近腰部。推治疗车行进时,医护人员位于车后,双手扶把,双臂均匀用力,重心集中于前臂,行进停放平稳。

此外,在与人交谈时,神态应自然大方,不要将双臂交叉胸前,或双手插于口袋内。手势的运用应明确精练,自然和谐,显现个性,避免矫揉造作或死板呆滞,不要用手挖耳朵、鼻孔或玩弄手指,注意培养自己良好的职业行为习惯。

(四)触摸

在医护工作中,触摸能使医患关系密切。触摸是评估和诊断健康问题的重要工具。如为患者测血压,或进行皮肤治疗时的触控,握住患者的手臂、搀扶他步行时的触摸,都给患者提供了这样的信息:"我在关心你,我会帮助你"。

触摸在沟通中的应用:

1. 根据不同的情景采用不同的触摸形式 如一位母亲刚被告知其儿子在车祸中受重伤正在抢救,此时,医护人员紧握她的手,或将手放在其手臂上,可得到较好的反应。如果患者正在为某事而恼火甚至发怒,此时去抚摸他,便会引起反感,不会得到好的反应。

2. 根据患者特点,采取其易于接受的触摸形式 抚摸幼小儿童患者头面部,可以起到消除紧张,使患者安心的效果;如果抚摸年龄较大患者的头面部,便会引起他的反感。

3. 根据沟通双方关系的程度,选择合适的触摸方式 如轻轻拍一下对方的手背或肩膀,则关系就显得亲密些。握手时的松紧程度也可表示双方关系的亲密程度。

(五)副语言

副语言是通过口语的声音特征来表达的,如笑声、哭声、泣声、呻吟声、叫声、咳声、喘声、叹气声等,还包括说话时的音质、音量、语调、语气、语速、停顿等。副语言可以表达很多情感,例如:人在焦虑激动时,说话总是较快而伴有形体动作;人在抑郁时,说话则较慢,声调低沉而单调;窃窃私语表示亲切;又说又笑表示兴奋。有时同样的词语,由于副语言的表达方式不同,可产生不同的效果。

例如下面这段对话:

甲:小唐在吗?

乙:不在。

甲:不在?

乙:不在!

甲:哦,不在……

在这段话中,"不在"根据不同的语气语调都表达了不同的意义。

在沟通中我们要做有心人,不断提高非语言沟通的能力。当然,正确理解、判断不同情况下的各种非语言信息是一个复杂的过程,没有一本包罗万象的非语言行为辞典,只有在实践中,注意养成良好的职业行为习惯,不断培养和训练自己敏锐的观察能力,才能在护理工作中正确地运用非语言沟通技巧。

四、批评和赞美的技巧

(一)批评的技巧

"人非圣贤,孰能无过?"如果一个人犯错需要批评,要讲究策略技巧。批评批评,既要"批"又要"评"。批评不可能尽说好话,却可以把话说得好听一些。

1. 警告式 "你如果再自行调节滴速会引起血压下降、头晕、恶心,造成您病情变化！""您想控制血糖必须按照规定食谱进餐。"

2. **启发式**　"好吧,回去好好想一想,看我说的有没有一点道理。"

3. **委婉式**　古时候齐景公爱打猎,烛邹不小心放走一只猎鹰。齐景公大发雷霆,要杀烛邹。晏子对齐景公说:"烛邹有三大罪状,我公布了再杀不迟。"齐景公同意了。晏子说:"第一条是为大王养鹰却让鹰跑了,第二条是烛邹使大王为了一只鸟要杀人,第三条是让天下人知道大王重鸟轻人。"齐景公听出晏子在委婉地批评他,便下令把烛邹放了。

4. **幽默式**　汉武帝晚年时想长生不老。对臣说:"相书上说,人鼻子下面的人中越长寿命越长,人中长一寸能活 100 岁,不知道是真是假。"东方朔觉得很可笑。汉武帝说:"你敢笑话我?"东方朔说:"不敢,我是笑彭祖的脸太难看啦。"汉武帝问:"为什么?"东方朔说:"据说彭祖活了 800 岁,如果真像皇上刚才说的,彭祖的人中就有 8 寸长,那么,他的脸不是有丈把长了吗?"汉武帝大笑起来,从谈笑中接受了批评。

5. **置于表扬之中批评**　例如在工作中,遇到同事的想法和做法出现偏差,为照顾面子,可以这么说:"你的这些想法不错,在……的时候,一定起到很好的作用。但是,现在是……情况,似乎与你的想法有一段距离,你是不是再斟酌斟酌。"

6. **批评自己再去批评别人**　"这件事你办得欠妥,以后要注意了。不过我年轻时也不行,经验少,也出过很多问题,你比我那时强多了。"

(二)赞美的技巧

人性深处最大的欲望,莫过于受到外界的认可与赞扬,赞赏是个人自我行为的反馈,既满足了个人自尊心的需要,又能在瞬间沟通人与人的感情。赞赏方式可以用非语言形式,如微笑、点头、给予他人热情的行动等,也可直接用语言方式表达。

1. **赞赏可以充当人际交往的润滑剂,其可起到如下作用**

(1)对人的行为产生深刻的影响。

举例:王女士有一位貌美的妹妹,使得她从小对自己的形象很自卑。成人后她却对装扮近乎反感,因为一度认为自己较丑,不适合装扮,打扮后会更丑,有时别人好意鼓动她修饰一下自己,她也认为是故意羞辱她。婚后她的丈夫发现了这种情况,于是一旦发现她穿了一件适宜的衣服,马上予以赞美,不但对衣服的变化如此,发型、配饰也都成为其丈夫赞美的目标。逐渐的,丈夫的夸赞使得她经常改变自己的形象,几年后,王女士越发显得优雅大方,成为一位充满自信的女性。

(2)帮助他人摆脱尴尬的情境。

举例:王小姐又高又瘦,选购衣服时试穿一条短裙,可是效果很不好,看上去两条腿像圆规,陪同的朋友说:"这件衣服你穿太难看了。"王小姐立即拉下脸。一看情形不妙,朋友马上圆场说:"像你这样苗条高挑的身材,如果穿飘逸的长裙,肯定很优雅。"王小姐听后转怒为喜。

(3)通过第三者赞美他人,可使沟通效果锦上添花。

举例:护士长对李医生说:"昨天,我碰到赵主任,谈起你来,他对你的技术真是赞不绝口呀!"此时,李医生不但心情愉快,而且相比直接的赞美,他更加能增加对护士长的好感。

不过赞美他人时,务必实事求是、恰如其分,否则会有夸大其词、虚假恭维之嫌。

2. 赞美的方法

(1)先表扬后赞美。

"昨天打针你没哭真勇敢,今天再坚持一次就更了不起了。"

"您的菜炒得真好,如果再讲究点配色,就色香味俱全了。"

(2)"暗度陈仓"式赞美。

"您的孩子真有礼貌。"

"你的徒弟实在不错,真是名师出高徒啊。"

(3)抑扬巧变赞美。

"您家人对您真是无微不至,别的患者妒忌得很呐。"

"没关系,许多大艺术家都不修边幅。"

(4)在对比中赞美。

"得了糖尿病还不忌口的患者,血糖控制的肯定不如您好。"

"您的作品虽不太成熟,但有茅盾的风格。"

(5)借言赞美。

"护士小李告诉我,您关节术后康复运动坚持的很好,坚持下去会恢复到正常状态的。"

"听小何说,你的篮球打得很好。"

(6)激励赞美。

"像您这种情况再坚持用几天药,就快出院了。"

"假如高考那天你不感冒,一定能考个状元。"

五、拒绝和劝慰的技巧

(一)拒绝的技巧

人在必要的时候要懂得拒绝,为了避免尴尬,拒绝时要讲究艺术,要力求婉转。诚恳的态度、得体的用语可以把这种不快减少到最低限度,并得到对方的谅解和认可。

1. 托词拒绝

"谢谢。你们的服务很周到。可是我刚买了一件这种款式的衣服。"

"这个设想不错,只是目前条件还不成熟。"

2. 委婉拒绝

"多谢你的美意,可是我今天肠胃实在不舒服,还是免了吧。"

"这件事谁也说不准,到时候自然会见分晓。"

"这个问题很严重。我个人无法决定。我们可以把你的要求带回去,我们讨论以后再答复你。"

3. 在赞美中拒绝

"我觉得像您这种高素质的人肯定能理解医院的探视制度。"

"你是个能干的专家,我是外行,不便说什么了。"

4. 在肯定中拒绝

"病房是绝对不允许使用电器的。"

5. 诱导性拒绝

甲向乙打听机密，乙神秘地问："你能保密吗？"甲说："能。"乙接着说："你能，我也能。"

"这件事换成你会怎么做呢？……我也只能和你一样啊。"

(二)劝慰的技巧

在人遇到不幸时，安慰像温暖的春风，给人温暖，沁人心脾；当人遇到挫折时，安慰又如雪中送炭，给人勇气，让人奋勇向前；患者在病痛中渴望得到安慰，作为一名医护工作者，给患者安慰，让他减轻心中的困惑，积极配合治疗，是应尽的义务。

如何给患者恰到好处的安慰呢？

1. 不同的人，不同的安慰方法　患者来自不同的地域，生活在不同的环境，对周围事物的理解不同，心理素质不同，所遇到的情况不同，安慰的方法也不尽相向。例如遇到同一种情况，有的患者可能大哭一场，医护人员只要在身边听她的倾诉，为她擦擦眼泪，当患者情感发泄后，一般能将情绪调控好。此时，医患、护患之间达到一种默契，无须过多的言语，就能起到安慰的作用。也就是人们常说的"此时无声胜有声"。然而有的患者则需要从医护人员或亲人那里得到言语的慰藉："谢谢你给我鼓励！""哪怕是一句安慰的话，我都会很感激他！"因此在安慰患者时，需对其有一定的了解，才能对症下药。

2. 安慰时应融进积极的言语　医护人员安慰患者的时候，要注意自己的目的和立场，融进一些积极的言语，避免过多地投入感情，以免自己也陷入消极的意境。积极的语言可以安慰患者，鼓励患者爱惜自己，努力争取自己的利益，给迷惘中的患者指明前进的方向。

3. 要耐心　在临床工作中，医护人员会经常碰到患者对检查、治疗、护理、饮食、休息等问题不理解、不合作或难以接受的情况，常常需要医护人员耐心地解释和说服。

肿瘤患者放疗时，每周测1次血常规，有的患者拒绝检查，主要是因为他们没意识到这种监测的目的是为了保护自己。一次，护士小刘走近4床床前，说："王大嫂，请抽血。"王大嫂拒绝说："不抽，我太瘦了，没有血，不抽了！"小刘耐心地解释："抽血是因为要检查骨髓的造血功能，如果血象太低了，就不能继续做放疗，人也会很难受，治疗也会中断！你看，别的病友都抽了！一点点血，对你不会有什么影响。"患者被说服了："好吧！"

4. 让对方理解你　在沟通交流时，说出自己的想法，互相交流思想，让对方理解自己的行为，达到说服的目的。

5. 说服时要考虑对方的自尊心，不要随意批评　因为考虑问题的角度不同，人们会选择不同的行为来维护自己的权益。在说服过程中，要考虑患者的自尊心，不要随意批评。每个人都有自尊心，都有受尊重的需要，要说服他人，必须先尊敬他人。考虑他人自尊心的心理需要。

第二节　冲突的分析和处理

人际冲突,是指人与人在交往过程中由于彼此目标的不一致,意见的不统一等原因引起的相互对立的现象。

一、冲突产生的原因

人际冲突的原因包括:竞争、特定的行为、规则及角色、个人特质。

1. 竞争　当两个或两个以上的人为了竞争同一个目标或资源,而且一方的成功可能导致另一方失败时就可能引发人际冲突。

2. 特定的行为　有些冲突的产生,是由于对方某些特定的行为引起的。

3. 规则及角色　有些人际冲突源于互动的一方未能遵守诺言,缺乏互惠或忽视彼此约定的规范等。也就是说,互动的双方都觉得对方没有忠实履行应有的角色,或未能遵守约定的规则,因而引起人际冲突。

4. 个人特质　有些冲突是因为个人的动机或人格特质而产生的。

二、冲突的类型和作用

(一)库尔特·勒温的人际冲突分型

在早期管理心理学冲突研究中,最具影响的是著名心理学家库尔特·勒温(1930—1940年)开展的研究。库尔特·勒温按照冲突中相互接近与回避等两种倾向的不同组合,划分出"人内冲突"的各种类型。以下是这些冲突类型及其特点。

1. 接近—接近型冲突　这是指一个人同时要达到两个相反的目标,由于目标背道而驰,难以同时达到,从而引起内心冲突。在解决这类"人内冲突"时,必须采取放弃其中一个目标,或者同时放弃两个目标,以便追求另一个折中目标等方式。

2. 回避—回避型冲突　这是指当一个人面临需要同时回避的目标时所产生的冲突类型。在这种情况下,人们往往会设法摆脱这种困境。在许多情况下,客观条件却使人难以摆脱这种处境,因而陷入内心冲突状态。

3. 接近—回避型冲突　在有些冲突条件下,人们一方面要接近某个目标,而同时又想回避这一目标,这时,会产生接近—回避型的冲突。这种冲突包含激烈的心理冲突,也是近期研究较多的冲突类型。

库尔特·勒温的研究指出,一个人越接近所希望达到的目标,其达成目标的愿望也会越强烈;但是与此同时,回避这一目标的愿望也会迅速增长;而且,回避倾向会随着向目标的接近而增强,其速率会超过接近目标的倾向。这时,处于内心冲突状态的人会停止接近或后退,进入犹豫不决状态,直到最后作出决定或情景发生变化。

4. 双重接近—回避型冲突　上述两种接近—回避型的冲突有时会交织在一起,形成一种复杂的模式,称为双重接近—回避型冲突模式。

在现实生活中,上述"人内冲突"的基本模式并非如此单一。人的内心冲突是极其复杂的,必须从实际管理与工作情景出发进行分析。了解冲突的各种基本模式,有助于进一步了解更复杂的冲突状态及其对策。

(二)医患人际冲突类型

医患人际冲突主要是指医患之间在某些意愿不能达成一致时出现的互不相容、互相排斥的紧张状态。它是医患矛盾的一种表现形式。根据冲突的影响作用,医患人际冲突可以分为两种。

1. **建设型冲突**　医患双方都能理智地看待问题本身,抱着解决问题的目的,进行意见的交流和探讨,合理地表达自身的需求和愿望,共同寻求解决问题的途径。此种冲突可以让医患双方顺利了解彼此的观点和立场,主动交流彼此的意见,有利于医患冲突的解决。

2. **破坏型冲突**　医患双方或其中一方坚持自己的观点,不愿理智地看待问题,不愿接受对方的意见,甚至采取攻击性的言行。此种冲突若处理不当,会给当事人带来危害。

冲突是客观存在的,但并非都是坏事,关键在于怎样处理冲突,防止和制止破坏性冲突,调节和利用建设性冲突,使之保持在一个相对平衡的水平。人际冲突可能使彼此之间关系紧张,但从另一个角度看,有效地解决冲突更能融洽双方的关系,满足个人的需求。

三、冲突的处理

解决人际冲突、改善人际关系只有三种方法,换句话说,打开"人际关系问题"这把锁的最合适的钥匙有三把:改变环境、改变他人、改变自己。关键在于你必须决定,哪一种选择最适合你。

(一)冲突处理的类型

1. **改变环境**　例如:在工作中你得不到领导的赏识,自己想改变环境,于是就辞职了。又如,你与老师和同学沟通不好,于是就逃学了。或者,你感觉父母对你不信任,不愿进家门,于是你离家出走。在这样的情况下,采取躲避的方式看起来是解决问题的一个办法。可是,由此产生的后果和造成的不良影响,需要我们认真的思考。阅读《肮脏的鸟窝》的故事,体会改变环境对我们的启示。一只小鸽子总是不断地换它的窝。新窝过了不长时间,就有一种强烈的气味,使她喘不上气来。她把自己的烦恼向一只聪明而富有经验的老鸽子诉说,这只老鸽子点着头说:"你虽然换了许多次窝,其实是什么也没换。那种使你烦恼的臭味并不是从窝里发出的,而恰恰是从你身上发出来的。"

改变环境来适应自己,最后常常不能尽如人意,应三思而行。

2. **改变他人**　冲突发生后几乎所有人都期待改变他人。这些人或出于本能,或由于冲动,希望通过他人的改变来解决自己的问题。当然,在你看来,这其中他人有许多必须改变的原因或理由。但是,在你试图改变他人的言辞和行为的过程中,产生的效果如何呢?改变别人来适应自己,其结局常常会众叛亲离、徒劳无功。

3. **改变自己**　你只能改变自己,改变自己去适应环境、适应别人。改变别人是事倍功半,改变自己是事半功倍。一味要求他人倒不如更多地反躬自问。"近朱者赤,近墨者黑",尊重自己必能得到别人的尊重。你用心珍惜,他人自然会有所感受。要想事情改变,首先得改变自己,只有改变自己才能最终改变别人。因为只要你改变,别人就会改变;只要你有所行动,别人就会配合。

(二)冲突处理方法

1. 澄清并界定问题 有时人际冲突的发生,并非因为双方有真正的差异,而是因为彼此对问题的认知有所差异而产生误解。因误解问题而产生的冲突,可以由三个方法而降至最低:①焦点集中;②尝试理解对方的谈话;③双方都有责任将讨论的焦点集中于问题本身。

2. 找出彼此的需求或愿望 双方将引发冲突的问题予以澄清之后,必须进一步讨论每个人的需求或愿望;如果忽略此程序,双方将无法获得真正满意的结果,彼此的争执也不会因此而终止。真诚地表达自己的需求或愿望,同时,也必须要求对方表达其需求及愿望。

3. 寻求各种可能的解决方法 当冲突的双方把自己的需求或愿望表达出来后,就必须一起努力来寻找各种可能的解决方法。

4. 凝结共识 当把所有可能想到的解决方法都列出之后,双方就要仔细评估各个方法的优劣点,找出两人最能接受的方法,达成共识之后进一步确认他们所同意的协议,以及确定对方具有执行的诚意并开始执行。

5. 回顾与重新磋商 当双方建立解决问题的共识之后,很容易假定从此"天下太平"。事实上并非如此,许多协议由于一方或双方无意或无法维持下去而宣告破裂。冲突本身是人际关系的一种实现状态。

(三)冲突处理的注意事项

1. 保持理性认知。

2. 保持沟通。

3. 真诚。

4. 对事不对人。

5. 清楚而直接地陈述自己的愿望。

6. 核实:复述你所接收到的信息。

7. 问题聚焦:将焦点集中于问题本身,不要翻陈年老账。

►►►综合测试题◄◄◄

一、单项选择题

1. 支配型人进行沟通时必须要

   A. 从感情的方向去沟通

   B. 语速一定要比较快

   C. 不一定要有计划

   D. 回答一定要准确

2. 沟通中不看中结果的是

   A. 表达型人士   B. 支配型人士

   C. 和蔼型人士   D. 分析型人士

3. 对互动型领导沟通应

   A. 私下发泄不满情绪

   B. 切忌公开赞美

   C. 积极发言

   D. 忌用肢体语言

4. 属于实事求是型领导的性格特征的是

　　A. 要求下属立即服从

　　B. 凡事喜欢参与

　　C. 想象力丰富缺乏理性思考

　　D. 是方法论的最佳实践者

5. 哪一项不是打开客户心防的基本途径

　　A. 让客户产生信任

　　B. 迫切地向客户推销产品

　　C. 引起客户注意

　　D. 引起客户的兴趣

6. 以下哪一种情况不属于反馈

　　A. 给对方提建议

　　B. 表彰对方

　　C. 对他人言行的解释

　　D. 鼓励对方

7. 向领导提建议的较好时间是

　　A. 刚上班时　　　　B. 快下班时

　　C. 上午10点左右　　D. 午休前

8. 哪一项不利于使部下积极接受命令

　　A. 态度和善礼貌用词

　　B. 忌让部下有更大自主权

　　C. 共同探讨

　　D. 让部下提出疑问

9. 高效沟通的三原则之一是

　　A. 谈论个性不谈论行为

　　B. 积极聆听

　　C. 要模糊沟通

　　D. 以上都不是

10. 积极聆听的技巧中不包括

　　A. 倾听回应

　　B. 重复内容

　　C. 提示问题

　　D. 与自己的观点对比进行评论

11. 以下哪一个不属于开放式问题

　　A. 请问一下会议结束了吗？

　　B. 请问去上海有哪些航班？

　　C. 你对我公司有什么看法？

　　D. 这个问题你认为如何解决比较好？

12. FAB原则的含义不包括

　　A. 特色　　　　　　B. 利益

　　C. 优势　　　　　　D. 互补

13. 向领导请示汇报的基本态度是

　　A. 事事请示　　　　B. 尊重吹捧

　　C. 积极越权　　　　D. 敢于直言

14. 沟通过程是

　　A. 双向的过程　　　B. 单向的过程

　　C. 多向的过程　　　D. 以上都不是

15. 反馈的类型不包括

　　A. 正面的反馈　　　B. 建设性的反馈

　　C. 负面的反馈　　　D. 以上都不是

二、列举题

1. 请列举沟通的三大要素。

2. 请列举出如何使部下积极接受命令的技巧。

3. 请示与汇报的基本态度是什么？

4. 高效沟通的基本步骤是什么？

三、简答题

1. 沟通有哪两种方式？各自的内容是什么？二者的区别是什么？

2. 简述合作态度具体的表象。

3. 与分析型人士进行沟通的技巧是什么？

四、论述题

　　论述如何灵活应对会议的困境。

（王　昀　苏晓云）

第六章 人际沟通在社交中的形式与应用

第一节 人际沟通在社交中的形式

一、登门访晤技巧

访晤是指拜访、会见,是一种常见的社交活动,它可以联络思想感情,交流工作经验和增进相互之间的友谊。

(一)到住所拜访

1. **拜访时机** 到住所拜访,要提前预约,时间要选择得当,除特殊情况外,一般不要太早或太晚,最好在下午或晚饭后,尽量避开主人吃饭或休息的时间。礼节性拜访,时间不可太长,一般以半小时为宜。如确需临时造访或推迟拜访,应征得主人同意并表示歉意。

2. **讲究敲门进屋艺术** 进门前先轻声敲门或先按门铃,用手指敲门力度适中,间隔有序敲三下,等到主人招呼进门后方可入内。进门后,向主人及其在场家人问好,如有其他客人在场,也应问好。

3. **注意礼节** 见面伊始,一般按照长幼有序的常规称呼,握手问好,不太熟悉可递上名片或先自我介绍;待主人让座后再落座;与主人交谈时,可以对主人的家庭状况做一般了解,但不可盘问细节。如有要事商谈,尽快进入正题;交谈过程中,注意倾听,不可独自滔滔不绝。不要随意插嘴和打断别人的讲话。在别人家做客还应注意以下几点:①不要在屋里来回走动,做出到处窥探的动作;②不要乱翻乱动主人家的东西;③主人招待的食物只能品尝少许,不宜做出大吃大喝的样子;④你若带礼物,进门时要向主人讲明:"东西不多,不成敬意""请笑纳"等等;⑤若主人留你吃饭时,应酌情而定;⑥告辞出门,若主人站起送行,便不宜停步再交谈,尽快告别为好。别忘了向主人家其他成员招呼"再见",对主人及其在场家人的接待表示感谢并邀请他们到自己家里做客。出门后,主动请主人"留步"。

4. **选择礼物** 初次登门拜访做客,一般应考虑酌情带点小礼物。拜访前要对主人家的情况有所了解,如有无老人、小孩或患者。所带礼物要顾及他们的需要。如果是常来常往的人一般不需要带礼物,重要的节日或特殊的日子约会,亦不妨带些有意义的小礼品,以表示心意和祝贺。

(二)到办公室拜访

拜访前要预约,并准时到访。进入办公室前无论门是开与关都应先敲门,被允许后方可进入。如果进门前办公室门是关着的,进去后应轻轻把门关上。如果是初次见面,必须向对方问候(包括在场的每一位),并做自我介绍,让对方明白来意。双方寒暄过后,对方让座,然后大方稳重地坐定(注意:尽量不要坐在其他办公人员的位置上,以免影响他人办公)。拜访时间一般应控制在 10 分钟左右,最多不要超过半小时。在办公室会见,一般不宜携带礼品。

二、电话沟通技巧

现代社会,电话不仅仅是传递信息、获取信息、保持联络的通讯工具,而且是单位形象的载体。在人际沟通中,普普通通的接打电话,实际上是为通话者所在单位及本人绘制一幅深刻的电话形象,假如不注意使用电话礼貌,失敬于人,无形之中将会使自己的人际关系受到损害,因此懂得使用电话礼仪十分重要。

(一)接听电话

无论是私人还是公务电话,尤其是后者,应该在电话机旁准备好一些物品:电话号码簿、电话记录本和记录用笔。

1. **及时接听**　如果电话铃声一响起,就应立即放下手头的事去接听。接听电话以铃响三声之内接最适宜。如有特殊原因,致使铃响许久后才接,要在和对方通话时向对方说明情况,表示歉意。

2. **确认对方**　公务接电话人所说的头一句话应是亲切地问对方:"你好",接下来便是说出自己的工作单位及姓名,这样做不仅礼貌,还可帮助对方确认自己有没有拨错电话号码。并主动问,"请问您是哪位? 我能为您做什么? 您找哪位?"。一定不能拿起电话听筒后便会向对方盘问,"喂,哪位?"这让对方会感到陌生而且感情疏远,缺少人情味。电话用语应文明、礼貌,态度应热情,语调应平和,音量要适中。

3. **准确记录要点**　如果对方要找的人不在,应先询问对方是否需要代为转告。如对方有此意愿,应照办。最好用笔记下对方要求转达的具体内容,如对方姓名、单位、电话、通话要点等,以免事后忘记。对方讲完后,应再与其验证一遍,避免不必要的遗漏。

无论在哪里接电话,都要仪态文雅、庄重,应轻拿、轻放,把电话机移向自己身边时,不要伸手猛拉过来;通话时,不要拿腔拿调,应该声调适中,语气柔和沉稳;通话完毕后,可以询问对方,"还有什么事吗?"或者"还有什么要帮忙吗?"这一类客套话,既是表示尊重对方,也是提醒对方;请对方先放下电话,再轻放下自己的电话。

(二)拨打电话

1. **注意时间**　一般的公务电话最好避开临近下班的时间,因为这时打电话,很可能得不到满意的答复。公务电话应尽量打到对方单位,因紧急事宜打电话到别人家里去时,通话之初先为此说声"对不起",而且尽量不要在对方用餐、睡觉、过节、度周末时这样做。

2. **恰当方式**　首先通报自己的姓名、身份。必要时,应询问对方是否方便,在对方方便情况下再开始交谈;电话内容要简明、扼要,遵守"通话三分钟原则";在通话时,声音应当清晰而柔和,吐字应当准确,句子应当简短,语速应当适中,语气应当亲切、和谐、自然;通话时声音不宜太大,让对方听得清楚就可以。通话完毕应说声"再见",要恭候对方先放下电话,然后轻轻放下电话。

三、应聘面试技巧

面试是一种经过组织者精心设计,在特定场景下,以考官对考生的面对面交谈与观察为主要手段,由表及里测评考生的知识、能力、经验等有关素质的一种考试活动。是用人单位当面观察求职者,考核其知识面、个人修养、职业能力、言谈举止的重要方式。

(一)面试前技巧

1. **面试履历表** 求职者除要准备最能反映成绩和能力的文字资料,包括毕业证、学位证、成绩单、各种获奖证书等,还要准备一份求职履历表。求职履历表要突出过去成就,不写对申请职位无用的东西,要写得简洁精练,切忌拖泥带水,尽量浓缩在三页之内。工作经历、取得成绩务必真实客观,诚信是所有用人单位最重视的品质。

2. **心理准备** 面试就好比是一场考试,在测试每个人的能力,也在测试每个人的心理素质和临场发挥。因此,要成功面试,首先要充满信心,但不苛求完美。保持心态平和,自信热情,就一定能发挥好自己的水平。因为自信是实力的体现,一个充满自信的人才会有良好的精神面貌,才会表现得开朗、乐观、热情大方。其次,要抓住招聘者的心。招聘者可能会先评价一个求职者的衣着、外表、仪态及行为举止;也可能会对求职者的专业知识、口才、谈话技巧做整体性的考核;还可能会从面谈中了解求职者的性格及人际关系,并从谈话过程中了解求职者的情绪状况、人格成熟度、工作理想、抱负及上进心。

3. **面试的公司信息** 应聘前充分了解应聘单位的基本情况。对用人单位的性质、地址、业务范围、经营业绩、发展前景,对应聘岗位职务及所需的专业知识和技能等要有一个全面的了解。单位的性质不同,对求职者面试的侧重点不同。同时还应该通过熟人、朋友或有关部门了解当天对你进行面试考官的有关情况及面试的方式过程,以及面试时间安排,索取可能提供给你的任何说明材料。

4. **面试服饰** 适宜的装扮容易给招聘者留下良好的印象,也是一种礼貌的行为。男生衣着应显得干练大方,女士应显得庄重俏丽。面试时的着装应该注意以下几点:

首先,着装必须整洁。整洁意味着你重视这份工作,重视这个单位,也重视你今后代表的企业形象。不修边幅、邋邋不洁的应试者会被认为是生活懒散、社会责任感不强,难以得到信任。整洁并不要求过分的花费,却能赢得招聘者的好感。因此一定要挑选洗得干净、熨烫平整的衣服。另外,头发的整齐清洁也是非常重要的。

其次,着装应当简单大方。恰如其分的着装能弥补自身条件的不足,端庄的仪表能给人留下良好的第一印象。特别是与专业、身份相适应得体的形象设计更是给自己加分的重要因素。

再次,气质美是个人的综合表现。求职者在求职应聘中要力求通过仪表、举止、谈吐形象,充分显示自身所具有的气质特征。

5. **守时守约** 守时是职业道德的基本要求,是面试的基本礼仪,迟到、违约都是面试大忌。这会让面试官认为求职者没有时间观念,缺乏工作热情,从而对面试者的印象大打折扣。

(二)面试时技巧

1. 面试的仪态

(1)进入面试单位不可东张西望,要径直去面试地点。

(2)等待面试时表现不容忽视。安静,坐姿优雅,禁止大声闲聊和交谈。

(3)给面试官第一印象

①把握进屋时机。进门礼仪很重要。没有人通知,即使前面人面试结束,也应该在门外耐心等候,不要擅自走进面试室。当听到叫自己名字时,首先有力回答"是"或"到",再敲门进去。②无声的形体语言。研究表明,个人给他人留下印象7%取决于用词,3.8%取决于音质,55%取决于非语言交流。非语言的重要性可想而知,恰当使用非语言交流会为应聘者带来事半功倍的效果。如钟的坐姿显精神、微笑的表情有亲和力。③让面试官重视你。仪态大方得体,举止温文尔雅,才能树立起自己的良好形象;语言就是第二张名片,它客观反映了一个人的文化素质和内涵修养。谦虚、诚恳、自然、亲和、自信的谈话态度会让你在任何场合都受到欢迎,动人的公关语言、艺术性的口才将帮助你获得成功。

2. 面试的自我介绍　介绍内容要与个人简历相一致,表述方式上尽量口语化。条理要清晰,层次要分明。事先最好以文字的形式写好背熟。介绍的内容建议按以下顺序进行:

(1)我是谁,要让面试官建立对你良好的第一印象。在这一步,你主要介绍自己的个人履历和专业特长,包括姓名、年龄、籍贯等个人基本信息,教育背景以及与应聘职位密切相关的特长等。生动、形象、个性化地介绍自己的姓名,不仅能够引起面试官的注意,而且可以使面试的氛围变得轻松。

(2)我做过什么,代表着你的经验和经历。在这个部分,你主要介绍与应聘职位密切相关的实践经历,包括校内活动经历、相关的兼职和实习经历、社会实践经历等。你要说清楚确切的时间、地点、担任的职务、工作内容等,这样让面试官觉得真实、可信。特别需要注意的是,你的经历可能很多,你不可能面面俱到,那些与应聘职位无关的内容,即使你引以为荣也要忍痛舍弃。

(3)我做成过什么,代表着你的能力和水平。在这部分,你主要介绍与应聘职位所需能力相关的个人业绩,包括校内活动成果和校外实践成果。介绍个人业绩,就是摆成绩,把自己在不同阶段做成的有代表性的事情介绍清楚。

(4)我想做什么,代表着你的职业理想。在这个部分,你应该介绍自己对应聘职位、行业的看法和理想,包括你的职业生涯规划、对工作的兴趣与热情、未来的工作蓝图、对行业发展趋势的看法等。在介绍时,你还要针对应聘职位合理编排每部分的内容。与应聘职位关系越密切的内容,介绍的次序越靠前,介绍得越详细。

如果面试官没有特别强调,那么自我介绍的时间控制在三分钟最合适。你可以根据自我介绍的四部分内容,这样分配时间:第一分钟主要介绍自己的姓名、年龄、学历、专业特长、实践经历等;第二分钟主要介绍个人业绩,应届毕业生可着重介绍相关的在校活动和社会实践的成果;第三分钟可谈谈对应聘职位的理想和对本行业的看法。

3. 面试的问题

（1）答问技巧　①把握重点、条理清楚；②讲清原委，避免抽象，切不可简单地仅以"是"或"否"作答；③确认提问，切忌答非所问；④讲完事实以后适时沉默；⑤冷静对待，宠辱不惊；⑥要知之为知之，不知为不知。

（2）发问技巧　面试时若招聘者问你有没有问题，你可以适当问一些问题，并且应该把提问的重点放在招聘者的需求以及你如何能满足这些需求上。通过提问的方式进行自我推销是十分有效的，所提问题必须是紧扣工作任务、紧扣职责的。

（3）谈话技巧　①谈话应顺其自然。不要误解话题，不要过于固执，不要独占话题，不要插话，不要说奉承话，不要浪费口舌。②留意对方反应。交谈中很重要的一点是把握谈话的气氛和时机，这就需要随时注意观察对方的反应。如果对方的眼神或表情显示对你所涉及的某个话题已失去了兴趣，应该尽快找一两句话将话题收住。③有良好的语言习惯。不仅是表达流利，用词得当，同样重要的还有说话方式。

（4）禁忌小动作　求职过程中，面试可以说是压力最大的一个环节。要想在面试中成为胜利者，要做好多方面的准备，就连一些不经意的小动作也不能忽略。美国心理学家近日指出，面试时一定要避免6个负面小动作：①边说话边拽衣角；②跷二郎腿或两手交叉于胸前；③拨弄头发；④夸张的肢体动作；⑤不停地看表。

（三）面试后技巧

面试结束时的礼节也是公司考察录用的一个砝码。成功方法在于，首先，不要在招聘者结束谈话前表现出浮躁不安、急欲离去的样子。其次，告辞时应感谢对方花时间同你面谈。走时，微笑向面试官致谢，如果有秘书或接待员接待过你或招待过你的话，也应向他们致谢告辞。报载，一位毕业生来到深圳求职，面试时进行了一番锋芒毕露的自我介绍，结束时抛下声"再见"，连握手也免了，拂袖扬长而去。接待他的招聘者苦笑着摇头："如果说有个性、有锋芒可以容忍的话，那么连基本礼节都不懂的人则'养不起'，也无法与之合作。"

四、社交性交谈

社交性交谈是为了解决一些个人社交或家庭问题而进行的言语交流，这种交谈一般不涉及工作等问题。多是表达关心、问候及祝愿。其内容比较广泛、随意。这种交谈没有明确的目的性，不用评价效果，但对交谈对象的选择性比较强，很多人都会选择与自己合得来、让自己精神上很放松的对象来交谈，以获得愉快感和满足感。

（一）创造一个非常融洽的谈话气氛

1. 必要的寒暄　诚恳的态度，能使人感到亲切自然，容易被人接受。无论是说还是听，神情专注，都是对对方最大的尊重。应以微笑、点头等动作或以"嗯""是"等，表示认可。在对方需要理解、支持时，要用"对""没错""我有同感"，给予回应。不要去迫不及待地直接陈述让对方不快或反感的事。另外，用语要含蓄、婉转。这样才有利于创造一个融洽的氛围。

2. 用语文明礼貌　我们要避免使用气话、粗话、脏话等一些不文明的语言，避免那些不但有失身份、让人觉得反感而且不利于谈话气氛的营造。而礼貌文明的语言则可以带给对方愉悦的心情,利于双方建立和谐的关系。如好久不见说"久违",客人到来说"光临",请人帮忙说"劳驾"。

3. 注意语气语调　在交谈中,说话过快、过慢或是忽快忽慢都会影响交谈效果。另外少用方言土语,即使有一个人听不懂,也不要用方言土语,以免让人产生被排斥、冷落的感觉。也要注意对方的思维习惯,比如在赞美女性的时候,我们要考虑中国人的思维和意识,不能直接说对方"性感",而只适合说"迷人"。如果说成"性感",给对方的第一感觉可能是你对她没安好心。

4. 把握说话分寸　在交谈中不但说话要讲究文明礼貌和语气、语调,也要把握说话分寸。要让说话不失分寸,除了提高自己的文化素养和思想修养外,还必须注意以下几点:

(1)说话时要认清自己身份　任何人在任何场合讲话,都有自己特定的身份。这种身份,也就是自己当时的"角色地位"。比如,在公司里,对上司你是下属,对下属你是上司,如果用上司的口气对平级或上司说话就不合适了,因为这是不礼貌的,有失"分寸"的。

(2)说话要客观　事实是怎么样就怎么样说,应该客观地反映。而有些人就喜欢主观想象,信口开河。当然,客观地反映实际,也应注重场合、对象,注意表达方式。

(3)说话要有善意　说话的目的,就是要让对方了解自己的思想和感情。在人际交往中,我们必须把握好这个"分寸"。

(4)说话要注意方式,多用婉言语气表达　生活中,有很多问题,都可以用婉言表达,其功效是免除怨怒,促进尊重,让人与人之间充满友好和谐的气氛。

5. 不要说"你错了"　人都有自我肯定的欲望,渴望自己的能力被别人承认。如果不照顾到这种自尊心,而开门见山、直截了当说:"你错了,因为……",这就意味着完全否定了对方的能力,只能伤害对方的自尊心,使他觉得难堪,丧失了尊严,而是要采取一些温和委婉的形式,巧妙地暗示出他错在哪儿。

(二)把握谈话的忌讳

一是个人隐私。特别是双方初交,有关年龄、收入、婚恋、健康、经历等,如果不是对方主动提出来,就不要谈论。二是非议别人。无论是长者、名人或是双方都熟悉的人,都不要去议论,特别是隐私和缺点。否则会给别人留下庸俗无聊、拨弄是非的印象。三是错误倾向。当前社会认为倾向错误的主题,如违背社会伦理道德、生活堕落、政治错误等主题,要避免不谈。四是令人反感。如不小心谈到一些让对方伤感、不快的话题,要立即将其转移,必要时向对方道歉。如疾病、挫折、死亡等。五是独白。既然交谈讲究双向沟通,在交谈中就要目中有人,礼让对方,要多给对方发言、交流的机会。不要一人独白,"独霸天下"。普通场合的小规模交谈,以半小时以内结束为宜,最长不要超过1个小时。如果人多,在交谈中每个人的发言,最好不要超过5分钟。六是插嘴、抬杠。出于对他人的尊重,别人讲话的时候,尽量不要中途打断或是和人争辩。这是有悖交谈主旨的。七是冷场。交谈中从头到尾保持沉默,不置一词,从而使交谈变相冷场,破坏现场的气氛。

不论交谈的主题与自己是否有关,自己是否有兴趣,都要热情投入、积极合作。万一交谈因为他人原因致使冷场,应该努力"救场",转移旧话题,引出新话题。

五、沟通礼仪技巧

(一)致意礼仪

1. **握手礼仪** 握手礼是目前世界上许多国家通行的礼节,也是人们日常交际中表达见面、告别、祝贺、安慰、鼓励等感情的基本礼节。

(1)握手时,伸出右手,适当用力紧握对方右手(图6-1);注视对方,微笑致意或简单问候、寒暄,不可左顾右盼;应起身站立并且摘下帽子,不可把另一只手放在口袋中,不可带着手套握手。

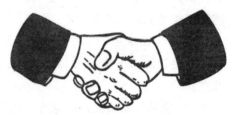

图6-1 标准的握手方式

(2)握手顺序按照"尊者为先"的原则。在正式场合,以上级先伸手为礼;在日常生活中,以长辈、女士、已婚者先伸手为礼;在社交场合,以先到者先伸手为礼;在师生之间,以老师先伸手为礼;在接待来客时,以主人先伸手为礼;客人告辞时,以客人先伸手为礼。

(3)男士与女士握手不宜时间过长、力度过大。在多人同时握手时,不可交叉握手。不可跨着门槛握手。如果手脏、手凉或者手上有水、汗时,不宜与人握手,并主动向对方说明不握手的原因。

2. **注目礼仪** 注目礼是一项比较庄严的礼节,大多在严肃、庄重的场合使用。我国《国旗法》规定,升国旗时必须行注目礼。一般在学校上课前,师生双方也行注目礼。军人接受检阅、上级领导进入室内等场合,在场人员行注目礼。动作要领:行注目礼的时候,身体立正站好,挺胸抬头,目视前方,双手自然下垂放在身体两侧,行礼前要求脱帽(军人除外),摘手套。需注意的细节:

(1)行注目礼时表情应该庄重沉静,不能嘻嘻哈哈。

(2)行礼时应精神饱满,不应懒懒散散,不能倚靠他物,不能把手放在兜里或插在腰间。

(3)在参加升国旗仪式时,少先队员要佩戴红领巾,右手高举头上。

3. **点头礼仪** 微微地点头,以对人表示礼貌,这是点头礼,适用于比较随意的场合。如在路上行走或在公共场合与熟人相遇,可行"点头礼",友好地点点头即可,忘记对方姓名或只觉得对方面熟时,可点头致意,但点头时要面带微笑,这是对人的礼貌。点头致意的正确做法是:面向对方,面部表情自然大方,头部向下微微一动即可。

4. **鞠躬礼仪** 鞠躬适用于庄严肃穆或喜庆欢乐的仪式场合。日常生活中学生对老师、晚辈对长辈、下级对上级、表演者对观众等都可行鞠躬礼。鞠躬动作要领:行鞠躬礼时面对客人,并拢双脚,视线由对方脸上落至自己的脚前1.5m处(15°礼)或脚前1m处(30°礼)。男性双手放在身体两侧,女性双手合起放在身体前面。鞠躬时必须伸直腰、脚跟靠拢、双脚尖处微微分开,目视对方。然后将伸直的腰背,由腰开始的上身向前弯曲。

鞠躬时,弯腰速度适中,之后抬头直腰,速度不可太快或太慢,鞠躬时头不可上仰。

5. **挥手礼仪** 招手礼是人们在迎送、路遇时常见的一种礼俗。正确做法是举起右手稍微超过头部,掌心向对方,轻轻摆手。平辈或地位相同的熟人来家做客,迎送时招手致意。一般熟人相遇时稍事停顿,招手互相问候,并辅以问候语。

6. **鼓掌礼仪** 鼓掌意在欢迎、欢送、祝贺、鼓励其他人。作为一种礼节,鼓掌应当做得恰到好处。在鼓掌时,最标准的动作是:面带微笑,抬起两臂,抬起左手手掌至胸前,掌心向上,以右手除拇指外的其他四指轻拍左手中部。此时,节奏要平稳,频率要一致。至于掌声大小,则应与气氛相协调为好。例如,表示喜悦的心情时,可使掌声热烈;表达祝贺之时,可使掌声时间持续;观看文艺演出时,则应注意勿使掌声打扰演出的正常进行。

(二)介绍礼仪

介绍礼是人们在社会交往中相互结识的一种形式,是进一步交往的基础。在社交场合中,介绍有多种多样的方式:有正式和非正式介绍,有自我和他人介绍,有集体和个别介绍,有重点和一般介绍等等。本书仅探讨自我介绍和他人介绍。

1. **自我介绍** 自我介绍是在双方互不认识,又没有中间人的情况下的一种介绍方式,即向对方说明个人情况,是社交和接待活动中普遍的礼节,是见面相识和发生联系的最初方式。巧妙得体的自我介绍,可以为双方进一步交往奠定基础,也可以显示良好的交际风度。自我介绍的基本程序是:先向对方点头致意,得到回应后再向对方报出自己的姓名、单位和身份,同时双手递上事先准备好的名片。表情要自然、亲切,注视着对方,同时保持镇定自信、落落大方、彬彬有礼,充分表示自己渴望认识对方的真诚情感。

2. **他人介绍** 又称第三者介绍,就是把一个人引荐给其他人相识沟通的过程。介绍应遵守"尊者优先了解情况的规则"。介绍顺序为将下级介绍给上级,将晚辈介绍给长辈,将男士介绍给女士,将未婚者介绍给已婚者,将客人介绍给主人,将后到的与会者介绍给先到的与会者等。

(三)称谓礼仪

人际交往,礼貌当先;与人交谈,称谓当先。双方心灵沟通,感情融洽,缩短彼此距离。正确地掌握和运用称谓,是人际交往中不可缺少的礼仪因素。

称呼反映了社会上人与人之间的微妙关系,反映了一个人处事的态度,也反映了一个单位的和谐氛围。良好的同事关系能产生巨大的工作动力,促进相互之间团结互助,彼此配合默契。

1. **姓名称谓** 全姓名称谓如"李大伟""刘建华"等。全姓名称谓有一种庄严感、严肃感,一般用于学校、部队或其他等郑重场合,上级对下级,老师对学生等。

在姓前加一个"老"字,如老李、老张等,这种称呼在同事之间很常见的,但其中略含"尊敬、关系很近"之意,一般关系很熟的朋友之间才用这种称呼。

在姓前加一个"小"字,如小张、小王、小孙等,其有两种含义,一是领导对下属的称呼,另一是年长者对年幼者的称呼,这应是对年轻人有关心爱护之意。

同事之间称呼"某老师",比你岁数大的称"某老师""某师傅",比你岁数小很多的称"小某老师"等,这样人家听得顺耳,人际沟通效果也不错!

将姓省去,直呼其名。直呼其名在礼仪学上是不赞成的,但也有一些领导称呼下属的,通常来说,该领导与下属之间有很深的感情,同时,也表现出领导对其下属的赏识与关爱。还有亲属、同学、岁数差不多的同事之间也可直呼其名,但在社交、公共场合是不可以用的。

2. 亲属称谓 是对有亲缘关系的人的称呼,我国古人在亲属称谓上尤为讲究,主要有:对亲属的长辈、平辈决不称呼姓名、字号,而按与自己的关系称呼,如父亲、胞妹等;称别人的亲属时,加"令"或"尊",如"尊翁""令堂""令爱"等;对别人称自己的亲属时,前面加"家",如"家父""家母"等。

随着社会的进步,人与人的关系发生了巨大变化,原有的亲属、家庭观念也发生了很大的改变。在亲属称谓上已没有那么多讲究,只是书面语言上偶用。

3. 职务称谓 现在人们用职务称谓的现象已相当普遍,目的也是表示对对方的尊敬和礼貌。

姓加职务,这是一种常见的日常称呼,有职务的还是称职务好,这是对人的尊敬,人家听了也乐意。因此,称呼姓加职务,如"杨科长""李队长""张经理"等等,都是一种社交礼仪性质的称呼。

姓加职务减字的,如称"杨局长"为"杨局","李队长"称"李队","张科长"为"张科"等等,这主要是为了叫着方便,同时也表示关系很近,平时见面的机会多,表现出既尊敬了领导,又与领导有很近的关系。

职业尊称,即用其从事的职业工作当作称谓,如"李护士长""赵大夫""刘会计",不少行业可以用"师傅"相称。

4. 不礼貌称呼 称呼绰号,是对人的不尊重,这在一个单位里是不常见的,也是禁止的,会引起相互之间产生不愉快,影响彼此之间的团结友爱。

称谓的使用是否规范,是否表现出尊重,是否符合彼此的身份和社会习惯,这是一个十分重要的问题。

第二节 人际沟通在社交中的应用

一、通过口语沟通协调关系

人们语言表达活动中,最直接、最基本、最常用的方法是交谈。社会生活实践表明,良好的谈吐是通往成功之路的重要条件。所以,在交谈中要注意以理服人,以情动人,使交谈始终在愉快的气氛中进行,才能有望取得共识,收到意想不到的效果。

(一)寒暄

寒暄是社交中双方见面时互相问候的应酬话。寒暄好像是乐曲的过门儿,并不是无足轻重的,巧妙的寒暄是人际交流最好的铺垫。所以寒暄不是简单地打招呼,也不是轻描淡写的问候,而是一种必要的沟通。双方见面伊始,都要说上几句应酬话,从而沟通彼此的感情,创造出一种和谐的气氛。寒暄的基本要求:

1. 自然切题　寒暄的话题十分广泛,比如天气冷暖、身体健康、风土人情、新闻大事等,但是具体话题的选择要讲究,话题的切入要自然。

2. 建立认同感　切入了自然而得体的寒暄话题,双方的心理距离就会有效地缩短,双方的认同感就容易建立起来了。

3. 调节气氛　有了自然而得体的话题,有了认同感,再加上寒暄时诚恳、热情的态度、语言、表情以及双方表现出的对寒暄内容的勃勃兴致,和谐的交际气氛也就自然地创造出来了,这样就为下一步交流打下了良好的基础。

（二）赞美

赞美意味着欣赏和感谢,给人以喜悦。相对于一副冷漠的面孔和一张缺乏热情的嘴,会赞美的人显得非常受人欢迎,是日常社交活动中人们经常使用的沟通语言。了解和掌握使用赞美词的基本要求,对于沟通人际关系也是至关重要的。

1. 真诚　是指赞扬时的态度。对他人的学识、才干、政绩、成就、气质、风度等给予热忱的赞扬。要有发自内心的真情实感,这样的赞美才不会给人以虚假和牵强的感觉。带有情感体验的赞美既能体现人际交往中的互动关系,又能表达出自己内心的美好感受,对方也能够感受你对他真诚的关怀。如"你真聪明,这道题一看就会""这件衣服很好看,这种款式很适合你的身材""您皮肤保养得真好,看起来年轻十岁"。尽管赞美之中掺杂一点夸张和奉承的成分,可以悟出夸奖是真诚的、热情自然的。

2. 真实　是指讲话实事求是,没有过头话。对不同年龄、性格的人赞扬的词语应有所区别。比如对年轻人,语气上可略带夸张;对德高望重的长者,则应带有尊重的意思;对思维敏捷的人应直截了当;对有疑虑心理的人,则尽量明确,把话说得恰到好处。如老师赞美学生:"你是一个好学生,待人诚实,乐于助人,学习勤奋,有了你,是我们班的荣耀。"这样说既具体又有分寸,既起了鼓励作用,又不会使学生产生骄傲情绪。

（三）幽默

幽默是人际交往的磁铁,是人际关系的润滑剂,是人际交流的调味品。

1. 歇后语　比如人们常说的:"这个人真是和尚打伞——无法(发)无天""下雨天出太阳——假情(晴)假义"。恰当的歇后语可以避免直接表达的生硬,使表达婉转而不失其意义。

2. 正话反说　这样便可以避免正面冲突,含蓄委婉,入情入理,收到一种出奇制胜的劝谕和讽刺效果。有时正话反说的曲折手法,可使人们在轻松的情境中相互沟通,使处于紧张的局面得到缓解。

3. 妙语双关,一箭双雕　在特定的语言环境里,利用词的多义、同音和同形的条件,用一个词语去关联两种不同的事物,使语句具有双重的意义。

4. 含而不露　一位青年到某杂志编辑部送稿,编辑看了之后问他:"这篇小说是你自己写的吗?"青年回答:"是我自己写的,我构思了一个月的时间,整整坐了两天才写出来,写作真苦!"编辑故作惊讶地说:"啊,伟大的契诃夫先生,您什么时候复活了啊!"青年听了编辑的话顿时满面羞愧,内疚地离开了编辑部。

5. 简语繁说　有的人说话很俏皮,别人问他每月工资多少元,他回答说:"七百六十大毛。"本来他的基本工资是 76 元,他故意把元换成以角为计算单位,将绝对数增大。

6. 形象的比喻 有人问一位采购员说:"采购工作好不好?"他这样回答:"出门是兔子,办事是孙子,回来是骆驼。"他用形象的比喻说明采购工作是个吃苦受累的活。

总之,幽默的表达方法有多种多样,举不胜举。但实际运用中必须把握好分寸,才能收到良好的效果。

(四)机智

机智就是在适当时机说适当的话。必要时用一些含蓄有趣的话语,调节一下气氛,或改变一下尴尬局面。比如在一次宴会上,服务员不慎将啤酒洒到一位宾客的秃头上。服务员吓得手足无措,全场目瞪口呆。这位宾客却微笑地说:"老弟,你以为这种治疗方法会有效吗?"这位宾客借助诙谐的语言展示自己的大度,又消除了服务员的挫折感。

二、通过书面沟通协调关系

日常工作、生活中的书面沟通包括祝贺慰问类、请求建议类、聘用邀请类、表扬感谢类、聘请辞职类、推荐介绍类、事物往来类、联络汇报类及交际应酬类等。只有掌握一些基本要领,才能达到书面沟通的有效性。

1. 用语礼貌 书面沟通要讲究礼貌,使接受者有一种亲切感和受尊重感。应依据对象、书写内容以及场合的不同而选择不同的语言,特别是请柬一类更是如此。格式要规范。文中的称谓、开头、结尾的应酬语、祝贺词、署名及时间等,都要注意结构顺序和书写格式。

2. 内容真实 书面语言的表达无论是何种形式,内容要真实,态度要诚恳,情感应真挚,所讲述的事情要通情达理。只有这样,才能增进友谊,加深感情,建立起友好的沟通关系。否则,就会产生负面影响,带来不良的社会效果。

3. 重点突出 书写应重点突出。要把握住自己所阐述的中心思想,有机地组织语句,简洁明快地把自己的观点巧妙地展现出来,引起他人的阅读兴趣,以增加沟通的力度。如一位老师给学生写便条:"九月二十日之前,请将你的语文作业交给我。"这里的时间期限十分明确。如果改写为:"九月底前,请将你的语文作业交给我。"学生会理解为九月的任何一天。

三、通过非语言沟通协调关系

非语言沟通是日常生活中人们建立、维系和谐人际关系,处理人际交往中问题的一条重要纽带。

(一)印象管理——非语言沟通初步建立良好关系

1. 仪容礼仪 干净整洁、端庄大方的仪容是建立第一印象的基石。引起人们进一步交流的兴趣。

2. 服饰、妆容管理 得体的服饰可以帮助树立个人美好的形象,打造靓丽的自己,为他人带去愉悦。

3. 语速、语调、语气管理 娓娓道来的言谈,不卑不亢的交流帮助你成功建立沟通。

4. 表情管理 微笑是世界的共通语,充满善意的微笑拉近彼此的距离。

5. 手势礼仪 一个小小的手势体现出对礼仪的重视程度,通过手势看出内在的素养,给他人留下好的印象。

(二)细节管理——非语言沟通维持良好关系

1. 眼神的关怀 眼睛是心灵的窗户,在适当的时机用关怀的眼神传递心灵的温暖。他人完成一项工作投以肯定的目光,他人出色的表现投以赞赏的目光,他人受伤时投以怜爱的目光,此时无声的关切更可以带来内心的感动。

2. 动作的关怀 天冷时的一杯热茶,生病时的一盒药,老人站不稳时的一个搀扶,孩子害怕时的一个抚摸,无声的语言,却是更有力的关切。让他人体会到来自你的无微不至的关照。

3. 善于解读他人的非语言信号 察言观色,懂得在别人流露的非语言符号中揣测他人的心理,采取措施为他人排忧解难,能让他人对你产生信任,感受到你的善解人意。

4. 医护人员针对患者采取的非语言沟通 接待患者,保持微笑;语气舒缓,显示关怀;交代病情,眼神笃定;交谈、护理,把握距离。细节之处体现医护人员的素养,对患者产生积极的影响,利于构建和谐的医患关系。

实践训练一 沟通技巧训练

情景模拟:4~6个人为一组,一部分在情景中承担表演,一部分对情景中任务的完成情况进行评价。

情景一:

角色设置:医生、患儿父母。

情景设置:一个3岁的儿童,因发现手足口疱疹2天来诊,体温38.2℃,经过检查后诊断为手足口病(普通型),你认为患儿病情较轻,可口服治疗,不需要住院,但患儿家长对"手足口病"抱有恐惧心理,担心患儿病情加重,要求住院治疗,如果不能收住院,也要求你开具转院证明到其他医院治疗,然而目前住院部暂时没有床位。

任务设置:你应该如何与患儿家长沟通才能让他们接受你的方案?

情景二:

角色设置:带教护士一名、实习护士一名、70岁探视老人一名。

情景设置:一名70岁的老人来医院探望住院的战友,其战友的病房是内科病房,但由于对医院环境不熟悉找到了外一科。拉住一名实习护士问是否知道其战友在哪个病房。护士正要为一名患者伤口进行换药。对老人的提问表示莫名其妙,态度淡漠。老人顿时十分气愤,对着实习护士大声吵闹。

任务设置:作为带教老师,你应如何与老人进行沟通,处理这样的场面?实习护士的问题出在哪里?应该怎样做?

讨论:

1. 沟通中运用了哪些医患、护患沟通的技巧?

2. 任务完成得是否出色？成功的原因是什么？不完美的原因何在？

3. 小组集体完成一份对情景模拟的总结评论和心得体会。

实践训练二 倾听训练

圣诞节前,一个美国男人兴冲冲地从异地乘飞机往家赶。一路上他幻想着团聚的喜悦情景。突然这架飞机遭遇了猛烈的暴风雨偏离了航线,猛烈颠簸随时有坠毁的可能,惊恐万状的乘客纷纷写好遗嘱,所有人都在祈祷。在万分危急的时刻过去之后,飞机终于平安着陆。这个脱险后的美国男人回到家后异常兴奋,不停地向妻子描述在飞机上遇到的险情,满屋子转着、叫着、喊着……然而,而他的妻子正和孩子兴致勃勃地享受着节日的愉悦,对他经历的惊险没有丝毫兴趣。男人叫喊了一阵,却发现没有人听他倾诉,他死里逃生的巨大喜悦与被冷落的心情形成强烈的反差,在他妻子去准备蛋糕的时候,这个美国男人却爬到阁楼上,用上吊这种古老的方式结束了从险情中捡回的宝贵生命。

1. 你能够理解他的痛苦和绝望吗？

2. 你能够耐心倾听别人的倾诉,在倾听中分享他人的快乐和分担他人的痛苦吗？

3. 倾听是满足和谐人际关系的需要,怎样才能提高倾听的能力？

▶▶▶综合测试题◀◀◀

一、不定项选择题

1. 临近春节去老领导家看望,以下做法不正确的是
   A. 选择临近吃饭的时间
   B. 去之前未提前告知,直接登门造访
   C. 不携带礼物
   D. 到达门口按门铃或敲门三下
   E. 与老领导相谈甚欢,超过两个小时仍未结束谈话

2. 办公室接起电话的第一句话应该是
   A. 喂,哪位？
   B. 喂,你是哪位？
   C. 你好,请问你找谁？
   D. 您好,这里是×××,请问您找谁？
   E. 您好,您是哪位？

3. 介绍两人相识的顺序一般是
   A. 先把上级介绍给下级
   B. 先把男士介绍给女士
   C. 先把年长者介绍给年轻者

D. 把先来的客人介绍给后来的客人
   E. 让原本不认识的两者自我介绍

4. 面试过程中不正确的姿态是
   A. 边说话边拽衣角
   B. 面带微笑,目光直视面试官
   C. 不停地看表
   D. 夸张的肢体动作
   E. 跷二郎腿或两手交叉于胸前

5. 通过非语言沟通建立良好的第一印象,应该注意良好状态的有
   A. 仪容   B. 妆容、服饰
   C. 语气、语调   D. 表情
   E. 手势

二、简答题

1. 握手应该注意的礼仪有哪些？

2. 鞠躬时应注意的礼仪有哪些？

3. 明天你将参加一场应聘的面试,你应该从哪几方面准备保证自己在面试中有出色的表现？

4. 为自己设计一个出色的、引人入胜的自我
　　介绍。

5. 举例说明生活中你是如何运用口语交谈

技巧、非语言沟通技巧来协调人际关
系的。

（陈亚清　王　昀）

第七章　医务人员在多元文化背景下的人际沟通

在经济全球化的大背景下,人们的文化视野不断得以拓宽,来自不同国家、不同民族、不同文化背景的人们沟通交流日益增多,于是"多元文化"开始被全社会各个领域关注。了解与尊重来自不同国度与民族的文化成为新时代文明的象征。对于医务工作者来说,如何从容应对文化差异所带来的沟通问题更是成为了新的挑战。

第一节　文化背景

一、文化背景的含义

(一)文化

文化(culture)其词源是拉丁文 cultura,是人类在社会历史发展过程中所创造的物质财富和精神财富的总和。文化包含了一个国家或民族的历史、地理、风土人情、传统习俗、生活方式、文学艺术、行为规范、思维方式以及价值观念等,是人类所特有的财富。1871 年英国人类学家爱德华·泰勒在其著作《原始文化》中阐释文化为包括知识、信仰、艺术、法律、道德、风俗以及作为一个社会成员所获得的能力与习惯的复杂整体。价值观、信念和信仰、习俗是构成文化的核心要素。人类学家形象地比喻文化的结构如同一个金字塔,由塔底至塔尖是文化由抽象逐渐具体化的过程。

(二)文化现象

文化现象是人类文化发展历程中所呈现出的某种外部状态和联系。文化现象通常包含三个方面内容:物质文化、精神文化和方式文化。其中,方式文化是文化现象的核心和最基本内容,它包括生活方式、生存方式、生产方式、行为方式、组织方式、思维方式、社会遗传方式七个方面。

(三)多元文化

多元文化是不同文化的碰撞与融合,是在一个区域、地域、社会、群体和阶层等特定的系统中,同时存在、相互联系且各自具有独立文化特征的多种文化。多元文化强调对不同文化的尊重,其实质目的并非突出某一种文化,而是提供处理两种以上文化间相互关系的态度和方法。

(四)文化背景

通常我们认为特定的社会习俗、价值观和宗教信仰等所组成的文化环境即文化背景。不同的文化背景下,人们的心理与行为呈现不同的特征。例如,在社会习俗方面,圣诞节是许多西方国家最为重要的节日,人们精心装点自家的圣诞树,为孩子们准备圣诞礼物是这个节日的永恒主题;而在中国,春节永远是亿万华人心中最温暖的时刻,人们早早地开始筹备春节晚会,突破一切阻碍与家人团聚是这个节日对中国人最大的影响。在价值观方面,一些西方国家的人们主张青年人是时代的主宰,老年人已不再具有社会价值,从而人们对老年人有失尊重,甚至虐待老年人的事件频频出现;而在中国受到传统孝道文化的影响,人们尊重老年人的社会贡献,以尊老爱幼为美德。在宗教信仰方面,不同的信仰有着不同的心理与行为特点,例如对待苦难,一些人将其视作神对自己的惩罚,而感到悲痛;一些人则认为是神灵在磨砺其意志,从而放宽胸怀勇往直前。由于文化背景的不同呈现在我们面前的心理与行为差异屡见不鲜,也使大千世界更加丰富多彩。

二、文化背景的影响

(一)文化背景对沟通交流的影响

沟通是人与人之间信息交流与交换的过程。沟通中,由于不同的国家、民族、地区间词语符号的不统一和非语言表达方式的差异所导致的沟通障碍或矛盾,是文化背景在沟通交流中的突出影响。

(二)文化背景对健康问题的影响

1. 文化背景影响疾病的发生　价值观、信念与信仰、习俗是文化的核心要素,这些要素影响着疾病的发生。南太平洋岛国汤加的人们以胖为美,长期食用薯类食物,却很少参加体力劳动和体育锻炼,他们的图普国王体重约200kg,但受到了举国上下的尊敬,在汤加肥胖所带来的疾病也就明显增多。我国广东地区的人们喜食野味,形成了独具特色的野味饮食文化。然而,广东人餐桌上的果子狸却被证实是传播SARS病毒的载体之一。

2. 文化背景影响患者对疾病的反应　不同受教育程度、不同家庭背景及不同社会文化习俗下,个体对疾病的反应与表现亦不同。文化层次较高的患者通常能够主动关注与疾病相关的信息,理性表达生理与心理的不适;文化层次较低的患者则较容易过度依赖医务工作者,对有些疾病羞于启齿或采取错误的求医方式,最终使心理承受更大的压力。生活条件较艰苦的人们,由于生活长期的磨砺往往忽视轻微病痛。另外,不同国家的人们对疾病的反应也不同。

3. 文化背景对就医方式的影响　受传统医学的影响,中国人倾向选择中医治疗,欧美国家的人们则倾向于选择西医治疗。受宗教信仰的影响,仍有少数人选择向神灵祈福或巫术等方式求医。受医疗体制的影响,西方发达国家的人们习惯首选社区医疗机构就医。在中国,人们生病时首选大型医院。另外,受经济条件的影响,经济宽裕的人通常会及时就医,而经济状况不佳的人通常选择忍耐或其他更经济的治疗方式。

4. 文化影响死亡现象　不同文化背景的人对死亡的认知、态度及处理死亡现象的行为均存在差异。中国传统的死亡心态文化包括了死亡价值观、对死亡的态度、对待自杀的态度、临终时所关心的事等,死亡行为文化包括了多样的居丧习俗、埋葬习俗、埋葬制度及丧礼、丧服制度等。

第二节 文化休克

一、文化休克的概念、原因及表现

（一）文化休克的概念

"cultural shock"一词是 1958 年美国人类学家奥伯格（Kalvero Oberg）提出来的一个概念，国内学者将其译为"文化冲突""文化震惊""文化震撼"或"文化休克"，使用较广泛的是"文化休克"。文化休克是指生活在某一文化环境中的人初次进入到另一种文化环境（如到了不同的民族、社会群体或地区甚至国家）时所产生的思想混乱与心理上的精神紧张综合征。由于长期生活在熟识的文化背景下，当一个人进入到不熟悉的文化环境时，因失去了自己熟悉的社会交流符号与手段，便会产生一种迷失、疑惑、排斥甚至恐惧的感觉。文化休克大体经历 4 个阶段：蜜月阶段、沮丧（或敌意）阶段、恢复调整阶段和适应阶段。

（二）文化休克的原因

文化休克的产生主要是由于个体从一个熟悉的文化环境突然到了另一个陌生的文化环境时，遭遇沟通交流的障碍、个人生活规律被打破、接触陌生的风俗习惯、个人对事物的态度与信仰无法得到认同和支持时，便会产生生理、心理方面的不适。

1. 沟通交流障碍　沟通是一个互动交流的过程，真正意义上的沟通需要有准确的信息传递与理解，但由于文化的差异，不同文化背景的人们沟通交流时，存在语言和非语言方面的障碍，并且受到传统文化的影响，对同一种表达的理解也存在差异，由于沟通不顺畅便会导致个体出现文化休克。

（1）语言沟通　不同的语言种类及方言土语是语言沟通障碍的主要原因。另外，基于文化差异产生的对于同一种语言表达的不同理解也是语言沟通障碍的另一个重要的原因，如中国人见面问候"您吃饭了吗？"是一种礼貌性的问候而已，但美国人却会理解为对方有意请自己吃饭。汉语中"龙"是神圣的、帝王的象征，我们素以"龙的传人"自称，而在西方，"dragon"这一单词则是罪恶、邪恶的代名词，很早就被用来作为战争的旗帜。

（2）非语言沟通　非语言沟通的表达形式十分丰富，如面部表情、肢体动作、空间距离等，不同文化背景下非语言表达方式与理解角度均不同。如中国人见面习惯行拱手礼或握手礼，以表示友好和谦恭；在北美人们见面时通常采用拥抱的形式，传达着温暖和安慰的感情。关于"OK"这一手势，日本人想到的是"钱"，美国人想到的是"顺利、许可、不错"等。

2. 日常生活活动的差异　当个体为适应新的环境，而使自己的生活规律被打乱、生活习惯被迫改变时便会产生文化休克。如不同国家间的时差问题，就给许多前往异国学习或旅行的人带来不少麻烦，从而使人感到焦虑、烦躁。

3. 孤独　孤独感常常源于沟通交流障碍，人们对新的陌生的环境感到不适应，与家人分离，感到孤单、无助，产生焦虑不安和恐惧。

4. 风俗习惯 不同文化背景的人具有自己的习惯、风俗,当进入一个新的环境时风俗习惯的不同会带来焦虑、无措甚至误解与矛盾。如我国蒙古族人民认为美酒是食物的精华,是最珍贵的礼物之一。在传统的敬酒习俗中,主人敬酒,客人若是推让不喝,便代表着对主人的不尊重,不愿以诚相待。而接酒的方式是用无名指蘸酒向天、地、火炉方向点一下,以示敬奉天、地、火神。不会喝酒要以酒沾唇示意,表示接受了主人纯洁的情谊。泰国人晚辈在长辈面前走过时,要行"合十礼"以表示歉意,合十礼的双手举得越高,表示尊敬程度越深。尼泊尔人的行为习惯之一是摇头表示赞成、同意,点头表示不赞成、否定,这与许多国家是相反的。

5. 态度与信仰 态度是人们在长期的生活中通过与他人的相互作用,通过社会文化环境的不断影响而逐渐形成的对事物的评价和倾向。如我国老年人认为在乘坐公共汽车时,年轻人为自己让座是一种美德,而西方一些国家的老年人却认为这是在否定自己的价值,是一种不尊重的行为。信仰是对某种主张或主义的极度信任,并以此作为自己行动的指南,如信奉佛教的人相信善有善报,并甘于无私奉献,而现实主义者则认为人不为己天诛地灭。

(三)文化休克的表现

文化休克表现为生理、心理、情感三方面的反应,常见的表现有焦虑、恐惧、沮丧、绝望。

1. 焦虑 是指个体处于一种模糊的不适感中,是自主神经系统对非特异性或未知的威胁的一种反应,包括生理方面表现为坐立不安、面部紧张、声音颤抖、失眠、疲乏等,情感表现为忧虑、易激动等,认知表现为思想不集中、心神不宁等。

2. 恐惧 是指个体处于一种被证实的、有明确来源的惧怕感中。如探险者误入原始森林,随时可能面临野兽、恶劣天气等威胁,便会产生恐惧感。

3. 沮丧 是由于对陌生环境的不适应而产生的失望、悲伤等情感。如对异国饮食习惯,人们通常最初感到新奇,但很快发现并不符合自己的味觉需要却只能接受,此时便会感到沮丧。

4. 绝望 是指个体主观认为个人没有选择或选择有限,以致不能发挥自己的力量。通常表现为遇事处于被动状态、言语少、情绪低、丧失信心等。

二、克服文化休克的策略

1. 自我文化调适 任何一种文化的转换都可能使人产生巨大的压力与焦虑,但这种压力与焦虑却是一种正常的社会适应性后果,也是正常的生理与心理反应。当一个人遭遇"文化休克"时,我们应学习发现不同文化带来的益处,并将其视作难得的体验和心理感受,这将有利于我们适应新的文化环境。我们无法回避"文化休克"的发生,但至少我们可以减轻文化的适应压力。

2. 正视价值观的矛盾与冲突 在文化的构成中,价值观具有抽象、可视性差、难评估的特点,因此在文化休克中价值观的矛盾与冲突不易察觉,但却能够产生较大、较深远的影响。许多长期生活在异国的人,语言交流顺畅,生活习惯与当地人几乎没有差别,但在价值观方面却存在很大分歧。以往人们常常希望能够完全融入新的文化中,以消除文化差异带来的自卑感、不适感,但事实证明学习新的习俗、建立新的信念与信仰远比同化价值观容易得多。处于文化休克的人们不应放弃自己的价值观,而应力求在交际中尽量理解对方,在问题的认识和处理方面尽可能一致,以求得与对方更好的合作。

3. 提高对生活方式与生活习惯的适应性　俗话说入乡随俗,人们通常可以通过学习,达到对陌生生活方式与生活习惯的理解、认同、接纳,很好地融入其中。

第三节　跨文化沟通策略

一、跨文化背景下的沟通特点

(一)跨文化沟通的含义

所谓跨文化沟通(cross - cultural communication)是指跨文化组织中拥有不同文化背景的人们之间的信息、知识和情感的互相传递、交流和理解过程。在跨文化沟通中信息的发出者是一种文化的成员,而接受者是另一种文化的成员。

(二)雷宁格跨文化理论形成的背景

雷宁格(Madeleine Leininger)是美国著名的跨文化护理理论学家,她认为照护是护理的本质,然而不同的文化背景下照顾的表达、过程和形式都是不同的。1985年雷宁格首次发表了她的观点,提出了护理文化的多样性和普遍性理论。雷宁格的观点并非凭空想象,而是源自于亲身实践。20世纪50年代中期,她曾在"儿童指导之家"工作,期间她发现不同文化背景的儿童存在稳定的文化差异性,遗憾的是许多护士却忽视了对影响儿童行为的文化因素的认知、理解和关注。雷宁格没有放弃对于这个问题的思考,她幸运地得到了辛辛那提大学(University of Cincinnati)心理学专家米德博士的帮助,激发了她学习心理学和人类学的决心。1965年她成为全世界第一个获得人类学博士学位的护士。1989年她创办了《跨文化护理》杂志,并建立了跨文化护理硕士点与博士点,她也从此成为了人们心中跨文化护理学的奠基者。

雷宁格坚信护理是建立在跨文化基础上的照护,护理工作应关注、发现、认识、理解并学会解决护理工作中的跨文化问题,从而为个体或群体提供符合其文化需要的照护,以维持健康、促进疾病恢复。

(三)跨文化理论的相关概念

1. 文化照顾　也称文化关怀,是指为满足自身及他人现存与潜在的维持健康、改善生活方式及应对伤残、死亡等状况的需要,所采用的符合服务对象文化背景的、被接受和认可的价值观、信念和定势的表达方式,提供的综合性、支持性的促进行为。

2. 文化照顾差异　是人们在对待健康、处境和生活方式的改变或面对死亡的文化中所衍生的对照顾的意义、价值和方式的差异性。

3. 文化照顾共性　是人们在对待健康、处境和生活方式的改变或面对死亡的文化中所衍生的对照顾的共同的、相似的意义、价值和方式。

4. 跨文化护理　又称多元文化护理,是指护士按照不同护理对象的世界观、价值观、宗教信仰、生活习惯等采取不同的护理方式,为不同文化背景下的人们提供共性和差异性的护理,满足人们的健康需求。

(四)跨文化沟通的特点

1. 文化对接困难　文化对接是指沟通者与被沟通者在同一个文化符号中获得一致的意义。在跨文化沟通中,由于每种文化所应用的语言符号、非语言符号及生活方式、风俗习惯、价值观等文化差异的存在,致使跨文化沟通中,不同文化间很难实现沟通双方观点、行为的一致,即文化对接难度大。

2. 文化距离不同　文化距离是指文化间的共性与个性的差异程度。在跨文化沟通中,两种或两种以上的文化间共性越多,文化距离越小;反之,每种文化的特异性越强,文化距离就越大。如我国五十六个民族间存在的文化距离要比与其他国家间存在的文化距离小。

3. 传统文化与习俗影响沟通效果　人们长期生活在自己熟悉的文化环境中,受传统文化与习俗的熏陶和影响。在跨文化的沟通交流中,即使我们能够认识和理解其他文化,但当自身所属的文化和习俗与其他文化发生碰撞时,传统文化与习俗还是会影响我们的决定,并最终影响跨文化沟通的效果。

4. 沟通成本高　由于跨文化沟通中,沟通双方通常存在沟通符号不同、观点不一致等因素,这就导致了沟通双方需要借助外界帮助系统,或延长沟通时间、增加沟通频率等方式,无论在财力、物力还是人力方面,都将投入更多,耗费更大的成本。

5. 易导致文化休克　由于跨文化沟通中,沟通双方存在较多的文化差异,包括价值观、风俗习惯等,如果突然接受太多的陌生文化,便会使人感到难以承受,茫然无措,难以适应,进而发生身体或心理的不适感,即文化休克。

二、跨文化沟通中的文化差异与技巧

(一)文化差异

所谓文化差异是指不同文化间存在的各类差别,当不同文化相遇之时会产生冲击、竞争及失落等反应。文化差异可能由于宗教界别、种族群体、语言能力、政治立场、社会阶级、性别、民族主义、年龄代沟、文学修养、艺术认知、教育程度等不同而产生。

1. 英国文化　英国,全称为"大不列颠及北爱尔兰联合王国",是由英格兰、苏格兰、威尔士和北爱尔兰组成的联合王国。19世纪时期英国曾因其殖民势力的强大,被誉为"日不落"帝国,现在它是一个历史悠久的、具有多元文化和开放思想的世界强国。

(1)宗教文化　在英国,每个人都享有宗教自由,英国各中心地区都形成了多种不同的宗教信仰蓬勃发展的局面。绝大多数的英国人都信奉基督教,穆斯林是英国国内最大的非基督教团体。多元化宗教历史的悠远发展历程使英国各地建成了数量庞大的教堂、寺院和修道院等建筑。

(2)饮食文化　英国是一个非常重视餐桌上礼仪的国家,但他们也会热衷于快餐。19世纪60年代,在英国流行起了炸鱼和薯条,虽然听上去不是很健康,但却是英国人每天无法离开的最爱的美食。英国人日常的饮食习惯式样简单,但注重营养,每餐都喜欢吃水果,晚餐喜欢喝咖啡,夏天爱吃各种果冻和冰淇淋,冬天则爱吃蒸的布丁。说到饮品,英国人可以说是酷爱喝茶,一早起床就要喝一杯浓红茶。倒茶前,要先往杯子里倒入冷牛奶,加点糖,若先倒茶后倒奶会被认为无教养。他们常饮葡萄酒和冰过的威士忌苏打水,也有的喝啤酒,一般不饮烈性酒。

(3)行为文化 英国的绅士文化是其行为文化的代表,主要是指英国男性的行为举止和规范。形成这种文化的主要原因是英国人具有传统的贵族情结,贵族的一举一动皆被视为世人的楷模,一切向上流社会努力奋斗的人们都竞相模仿贵族的言谈举止。

(4)服饰文化 英国人很注重自己的服饰和打扮,年轻女性喜爱素雅的服饰,而老年女性为了显示活力,钟情有花纹的衣服。和女士相比,英国男性的服饰变化较少,他们习惯西装革履,衣服总是很洁净,约见重要朋友,他们更得换上洗熨过的合体西服,鞋子擦得一尘不染。在英国,男性衣冠不整是非常粗鲁的,穿着整洁被看成是一个绅士有涵养和有魅力的体现。通常,英国人每天都会更换衣服或佩饰。

(5)文化禁忌 ①不能插队。这是因为英国人有排队的习惯,你可以看到他们一个挨一个地排队上公共汽车、火车或买报纸,插队是一种令人不齿的行为。②不能问女士的年龄。英国人非常不喜欢谈论男人的工资和女人的年龄,甚至他家里的家具值多少钱,也是不该问的。如果你问了一位女士的年龄,那是很不合适的,因为她认为这是她自己的秘密。③不能砍价。在英国购物,最忌讳的是砍价。英国人不喜欢讨价还价,认为这是很丢面子的事情。如果你购买的是一件贵重的艺术品或数量很大的商品时,你也需要小心地与卖方商定一个全部的价钱。英国人很少讨价还价,如果他们认为一件商品的价钱合适就买下,不合适就走开。④英国人偏爱蓝色、红色与白色,却不喜欢墨绿色。不喜欢百合花和菊花,认为是死亡的象征。忌讳孔雀、猫头鹰和大象,包括有这些动物图案的物品。

2. 法国文化 法国全称为法兰西共和国。法国是一个充满文化、艺术的国家,在法国文化中,他们的文学、电影、绘画、建筑等都使人再三回味。几百年来,法国都一直是欧洲乃至全世界的文化中心之一。

(1)宗教文化 法国的主要宗教是天主教,其次是新教、伊斯兰教、犹太教和佛教。各教派都遵循政教分离的原则,政府给予公民最大的宗教信仰自由,并平等对待所有宗教信仰。而唯一的约束是宗教活动不得妨碍公共秩序。

(2)饮食文化 法国人对酒情有独钟,一日三餐,除早餐外,每餐都离不开酒。他们习惯饭前用开胃酒,饭后用烈性酒来消食,吃肉类配红葡萄酒,吃鱼虾配白葡萄酒,玫瑰红葡萄酒系为通用型,既可用于吃鱼,也可用于下肉。法国人饮用不同的酒使用不同的杯子。在餐桌上敬酒先敬女后敬男,哪怕女宾的地位比男宾低也是如此。除酒水之外,法国人平时还爱喝生水和咖啡。法国人日常的早餐主要食用面包、咖啡、热巧克力;午餐是法国人最重要的一餐,一般在下午一点左右,晚餐则在九点以后。法国人爱吃面食、面包,爱吃奶酪,爱吃牛肉、猪肉、鸡肉、鱼子酱、鹅肝,但不吃肥肉、宠物、肝脏之外的动物内脏、无鳞鱼和带刺骨的鱼。

（3）行为文化　在人际交往中法国人所采取的礼节主要有握手礼、吻面礼和吻手礼。法国人在社交场合与客人见面时，一般习惯以握手为礼；男女之间，女子之间见面时，还常以亲面颊或贴面颊来代替相互之间的握手；法国人还有男性互吻的习俗，两位大男人见面，一般要当众在对面的脸颊上分别亲一下；在法国一定的社会阶层中"吻手礼"也颇为流行；不过施吻手礼时，嘴不应接触到女士的手，也不能吻戴手套的手，不能在公共场合吻手，更不得吻少女的手。到法国人家里做客时别忘了带鲜花或巧克力之类的小礼品，送花时要注意，送花的支数不能是双数，男人不能送红玫瑰给已婚女子。法国人在交谈时的手势寓意也很特殊，如我们用拇指和食指分开表示"八"，他们则表示"二"。

（4）服饰文化　法国人对于衣饰的讲究，在世界上是最为有名的。所谓"巴黎式样"，在世人耳中即与时尚、流行含意相同。对于穿着打扮，法国人认为重在搭配是否得法。在选择发型、手袋、帽子、鞋子、手表、眼镜时，都十分强调要使之与自己的着装相协调、相一致。在正式场合，法国人通常要穿西装、套裙或连衣裙，颜色多为蓝色、灰色或黑色，质地则多为纯毛。出席庆典仪式时，一般要穿礼服，男士所穿的多为配以蝴蝶结的燕尾服，或是黑色西装套装，女士所穿的则多为连衣裙式的单色大礼服或小礼服。

（5）文化禁忌　①在人际交往之中，法国人对礼物十分看重，但又有其特别的讲究。如果初次见面就送礼，法国人会认为你不善交际，甚至认为粗俗。法国人认为菊花代表哀伤，黄色的花代表夫妻间不忠贞，康乃馨是不祥之物，最好不要送给法国人。不宜送人刀、剑、剪、餐具或是带有明显的广告标志的物品，礼品也不能够带有仙鹤图案，不要送核桃，因为他们认为仙鹤是愚蠢的标志，核桃是不吉利的。男士向一般关系的女士赠送香水，也是不合适的。在接受礼品时若不当着送礼者的面打开其包装，则是一种无礼的表现。②交谈时，要回避个人问题、政治倾向、工资待遇之类的话题。法国人大多喜爱蓝色、白色与红色，他们所忌讳的色彩主要是黄色与墨绿色。法国人所忌讳的数字是"13"与"星期五"。

3. 美国文化　美国全称美利坚合众国，美国是一个多文化和多民族的国家，是世界上热门的移民国家之一。美国以前一直被认为是一个"文化熔炉"。不过也有人认为美国是一份每种原料都保持着自身本色的沙拉。美国文化包括很多次文化，其中最有影响力的要数德国次文化、爱尔兰次文化和英格兰次文化。象征着美丽、芬芳、热忱和爱情的玫瑰是这个国家的国花。美国文化的核心是"个人主义"，崇尚自我实现，追求民主自由，崇尚开拓和竞争，讲求理性和实用。

（1）宗教文化　美国有着众多的基督教徒，但却不是基督教国家，美国的宪法明确规定了政教分离的原则。移民使美国的宗教构成发生着巨大的变化，以至美国的宗教信仰之多，是所有其他国家所望尘莫及的。据统计美国最大的教派是天主教。

（2）饮食文化　美国的饮食受到了多元化人为因素的影响，一直以来不被认为有何特色。有人认为传统的美国食物的主要结构是"一二三四制"，一是牛肉，二是鸡、鱼，三是猪、羊、虾，四是面包、马铃薯、玉米、蔬菜。后来不断涌入的新移民带来了新的烹饪方式及菜肴，从而使美国的餐桌出现了越来越多的多元化的食物。

第一，美国人习惯分餐制，菜式简单，宴客或过节也从不铺张，连总统宴请外国元首也是五菜一羹，喜欢一日多餐，烹饪喜欢用含胆固醇较高的动物油，偏爱精白面粉制作的面点，爱食刺身或五六成熟的煎牛扒，餐后习惯加一份甜食，爱饮咖啡，喜欢在饮料中加冰，爱吃生鲜蔬菜。

第二，美国人不喜欢劝酒，不喜欢饮茶，不爱吃猪蹄、鸡爪、海参、动物内脏、肥肉等，烹饪时不爱用大火炝锅，且厨房通风条件相当讲究，做菜仅放少量的盐，甚至完全不放盐，更没有使用味精的习惯。在进餐时，禁忌发出较大的餐具碰撞的声音，忌讳一边吃饭一边交谈，尤其不能大声交谈。

第三，美国餐馆营业时间通常在上午11:30开门营业，直到夜晚；一般都应事先预订餐位，付款时，需要给服务员一定比例的小费。

（3）行为文化　美国人习惯行事随意，不拘小节，率真自在，喜欢自我表现，言谈举止中时常不经意流露出幽默感。

第一，问候方式。美国人见面问候的方式既有握手也有亲吻，通常在第一次和男性或女性见面时采用握手的方式，而亲吻则限于好朋友之间。亲吻的方式也有所不同，同性之间，脸接触对方的脸，然后空中亲吻；异性之间，可以亲吻对方的脸颊；父母亲吻孩子，吻孩子的额头和脸蛋。在和美国人打交道时面带微笑并保持目光上的接触很重要，微笑的眼光就如同亲切的问候一样。不过需要注意的是如果有陌生的美国人微笑向你走来，并说"嗨"或"你好"，这只是一种礼貌，并不表示他会停下来和你交谈。

第二，非语言沟通方面。美国人在沟通中，重视非语言沟通方式的恰当运用，其中尤其注意目光的接触和沟通时的空间距离。美国人在交谈时喜欢始终看着对方的眼睛，如果不正视对方的眼睛，会被认为是不诚恳的、不可信赖的。另外，美国人在交流时十分注意随时沟通距离，半米以上，一米以内的距离会让美国人感觉比较舒服，美国人习惯在交流时随时调整空间距离。在美国，人们严禁给小孩食品和用手摸孩子的头部。美国人的狗是家庭成员之一，和小孩一样重要，所以不要随便喂美国人的狗。男士和女士同行，男士习惯上走靠近马路的一边。

第三，语言沟通方面。美国人对别人问自己的收入、年龄是非常忌讳的。美国的公众场合相对来说比较安静，人们说话很轻，除非紧急情况发生，一般不会开口大喊。在交谈中如果不同意对方的观点时会沉默，但并不表示他们赞同对方的观点，而是认为继续辩论下去是没有礼貌的。他们忌讳在交谈时打断别人的讲话。另外也尽量避免在公众场合谈自己的家务事，或谈儿女私事。在商业区，人们较近距离地相遇走过时一般先说一句对不起（excuse me）然后才走过；在旅游区，一般都说你好（hi, hello, good morning, good afternoon, good evening）然后交臂而走。

（4）服饰文化　美国人穿着崇尚自然、简单，偏爱宽松，讲究个性。无论富有或贫穷，牛仔裤和T恤衫永远是美国人的最爱，但美国人的穿着随意中讲究细节。如非常注重服装的整洁，有每天洗澡、换衣服的习惯。去拜访友人时，讲究进门一定要脱下帽子和外套，否则会被认为有失礼貌。美国女性通常不会穿黑色皮裙，也不能够在男士面前随意脱下鞋子，或者撩动裙摆，因为这些举动有引诱对方之嫌。美国人日常生活中，穿着十分随意，但在正式的场合往往会细致打扮一番，男士西装革履，女士也穿着正装，并化淡妆。

所以，很多对美国着装文化有误区的人，误以为美国人无论何时何地都穿着随意，结果闹出了笑话。与世界许多时尚国家一样，美国人也喜爱戴墨镜，但在室内依旧戴着墨镜不摘的人，往往会被美国人视作"见不得阳光的人"。

（5）文化禁忌　①在美国，人们忌讳交谈中涉及民族偏见、性别歧视、同性恋歧视、年龄歧视、阶级歧视、残障歧视等。按《基督教圣经》的教导，"不得妄用神的名字（名义）"，意思是除了真正在祈求上帝或耶稣的帮助时，不得用"上帝""耶稣"这类词。②在美国，人们主张大胆表现自己，所以最好不要过分谦虚。不要随便说"I am sorry"，因为这样的表达过于严肃，并承认自己有过失或错误。③同性之间在公共场所不要随意拉手，或搭肩并行，也不能够一起跳舞，否则会被误解是同性恋。④不能乱送礼物，必须事出有因。⑤去餐厅就餐时，不能随意到餐桌旁入座，除非餐厅有"随意就座"的告示。同时，不要为他人付账单，因为他们习惯了各付账单。

4. 日本文化　日本由北海道、本州、四国、九州 4 个大岛和其他 6800 多个小岛屿组成。在日本有著名的"三道"，即日本民间的茶道、花道、书道。

（1）宗教文化　日本是个多宗教国家，主要有神道教、佛教、基督教 3 个大的宗教和其他一些教派。日本人可以同时信仰两种乃至多种宗教，是日本宗教的显著特征之一。

（2）饮食文化

第一，日本人很重视上酒馆。白天工作节奏紧张，大多数白领下班后必定相约找一家酒馆，既放松心情，又联络了感情。如果哪个男人总是早早回家，多半会受到妻子的责怪，因为那是丈夫没用、朋友少、没人请客的表现。

第二，日本菜讲究食品的"色、形、美"，讲究餐厅的格局布置，讲究餐具的协调。服务员身着和服，跪着为客人上菜、斟酒。日本人最喜欢喝啤酒，无论是生啤酒或是瓶装的都受欢迎。日本人一般不吃肥肉和猪内脏，也有人不吃羊肉和鸭子。在使用筷子和勺子等餐具的方式方面也存在许多礼仪要求。

（3）行为文化　日本文化将沉默不语视作对他人的尊重和对内容的认真思考，且日本人不相信能言善辩者，他们的俗语中对沉默的评价是"知者不言，言者不知。"日本人常常是满脸笑容，然而不仅高兴时微笑，在处于窘迫发怒时，也会发笑，以掩饰自己的真实情感。

日本人打招呼的基本方式是鞠躬，如需表达较深情感或诚意时使用 90 度鞠躬。日本人有一种习惯，谈话时频繁地随声附和，点头称"是"并作点头俯腰姿势等，据调查显示，日常谈话里每几秒钟就发生一次。但是值得注意的是，这些回应并不表示他们的肯定态度，而仅仅是表示在听而已。另外，日本人表达方式委婉，习惯寒暄。

我们熟悉的"OK"手势在日本代表的是"钱"的意思。日本人送礼一般不用偶数，"九"也要避免，因为"九"与"苦"在日语中发音相同。在日本限制使用手提电话的地方很多，特别是在公共场所，比如在电车上。一般情况下，日本人不在车上打电话，如果是接电话，也要把声音压到最低限度，三言两语，简明扼要地应答。

（4）服饰文化　20 世纪 60 年代日本人提出着装 TPO 原则，即着装要考虑到时间"time"、地点"place"和场合"occasion"，是服饰礼仪的基本原则之一。日本人对着装十分讲究,特别强调不同的场合有不同的穿着。如在家里一定要穿家居服,并且很讲究家居服的款式与品质;工作的时候必须穿着制服;去超市可以穿着随意的休闲服;去赴正式宴会穿着正式的礼服;参加庆典或仪式时,不论天气多么热,都要穿套装或套裙。

和服是日本传统服饰,也称"着物"。日本女性穿着和服被看成是带有某种古风的气氛,是有教养的象征。通常家境过得去的姑娘,闺中至少会保有一套,用以参加各种仪式,如成人式、茶道、花道、结婚式等。女性和服的款式和花色的差别是区别年龄和结婚与否的标志。

到日本人家里做客时,进门后要先脱下大衣、风衣和鞋子,同时鞋子要朝外摆放整齐;拜访日本人时,切勿未经主人许可,而自行脱去外衣。

(5)日本文化禁忌

第一,日本人不喜欢紫色,认为紫色是悲伤的色调;最忌讳绿色,认为绿色是不祥之色。日本人忌讳"4",主要是因为"4"和"死"的发音相似,很不吉利;他们对送礼特别忌讳"9",会误认你把主人看作强盗。还忌讳3人一起"合影"。他们认为中间被左右两人夹着,这是不幸的预兆。

第二,日本人对送花有很多忌讳:忌讳赠送或摆设荷花,在探望患者时忌用山茶花、仙客来及淡黄色和白颜色的花。因为山茶花凋谢时整个花头落地,不吉利;仙客来花在日文中读音为"希苦拉面",而"希"同日文中的"死"发音类同。淡黄色与白颜色花,这是日本人传统观念中就不喜欢的花。他们对菊花或装饰花图案的东西有戒心,因为它是皇室家庭的标志,一般不敢也不能接受这种礼物或礼遇。

第三,日本人对装饰有狐狸和獾图案的东西很反感,认为狐狸"贪婪"和"狡猾",獾"狡诈"。他们很讨厌金、银眼的猫,认为见到这样的猫,会感到丧气。他们忌讳触及别人的身体,认为这是失礼的举动。他们忌讳把盛过东西的容器再给他们重复使用;忌讳把洗脸水中再对热水;忌讳晚上剪指甲;忌讳洗过的东西晚上晾晒;忌讳睡觉或躺卧时头朝北,据说停尸才头朝北。

第四,日本人对朋友买的东西,一般不愿问价钱多少,因为这是不礼貌的,同样你若评价对方买的东西便宜,也是失礼的。因为日本人不愿让对方认为自己经济力量低下,只会买便宜货等。

(二)跨文化沟通的障碍

1. 语言和非语言障碍 语言符号的不一致是跨文化沟通障碍的主要原因,它直接影响了沟通双方的信息交流,沟通双方无法做到有效沟通,就无法相互了解和理解。而非语言沟通的障碍则容易使跨文化沟通陷入僵局或出现冲突。

2. 信仰与行为不同导致障碍 信仰是每个国家和民族精神文化的外在表现,跨文化沟通中不同的民族习俗、不同的宗教和信仰、不同的历史文化、不同的价值观会形成信仰和行为的不同,从而导致沟通不顺畅。

3. 文化的多样性导致障碍 由于人们生活在不同的地域和自然环境下,因此所创造的物质文化便有所不同,这些物质文化不断影响人们的精神生活,形成了不同的风俗习惯、不同的艺术形式、不同的语言和非语言表达方式、不同的对待周围事物的看法,从而呈现出了文化的多样性,文化多样性越高,跨文化沟通的难度也就越大。

4. 价值观差异导致的障碍　价值观一方面表现为价值取向、价值追求,凝结为一定的价值目标;另一方面表现为价值尺度和准则,成为人们判断事物有无价值及价值大小、是光荣还是可耻的评价标准。价值观集中反映一定社会的经济、政治、文化,代表了人们对现实生活的总体认识、基本理念和理想追求。不同价值观的人,其价值目标、价值尺度和准则不同,必然导致看待事物的角度不同,思维方式及行为规范也不同,不同价值观的人易产生沟通误解或纠纷,成为跨文化沟通的本质障碍。

面对跨文化沟通中各种障碍,我们应首先提高文化敏感意识,提高全球意识。拓宽文化视野,发现并理性分析不同文化间存在的差异,掌握更多交流工具与技巧,从而提高跨文化沟通的有效性。增加参与跨文化交流活动的频率,积极锻炼自身与不同文化背景的人之间建立沟通的能力。重视在跨文化沟通中各种沟通技巧的运用,并学会积累跨文化交流的所见、所闻、所感,丰富跨文化沟通交流的经验。

(三)跨文化沟通的技巧

1. 平等待人,以诚相见　在跨文化沟通中,无论沟通对象是何种文化背景,存在多大的沟通交流障碍,我们都应同等对待不同的沟通对象,尊重其文化,理解其行为,力求用热忱、诚恳、积极的态度取得沟通对象的信任,并使对方增强沟通的意愿。

2. 用事实说话　当由于价值观、风俗习惯等导致跨文化沟通中出现不理解、矛盾、甚至纠纷时,我们应尊重客观事实,提倡文化移情,避免文化自我主义,主张文化相对主义。

3. 注意沟通礼仪　由于文化背景不同,每个国家和民族都有自己特色的生活习俗及传统礼仪,在沟通交流中要增强文化敏感意识,学习对方文化、礼仪中的优点,在跨文化交流中恰当遵守和使用对方文化的礼仪。

4. 行为适度　跨文化沟通交流主张尊重不同的文化,但不等于完全服从,更不能够夸张表现自身文化特点,或过度模仿沟通对象的文化特点,出现本末倒置的现象。应注意在跨文化沟通中行为的适度性,语言表达方式和非语言交流方式都应掌握好尺度。同时,应杜绝有损自身文化形象的行为,在跨文化沟通中维护国家与民族尊严。

5. 注意使用各类沟通常用技巧　为促进不同文化间的交流,可积极采取多种灵活的沟通技巧,如与语言不通的沟通对象交流可借助图表形式、手语形式等。对于有特殊文化背景的沟通对象,采取其更能够接受的沟通方法。

6. 积极寻求沟通交流过程中的反馈　沟通过程中应随时寻求对方的反馈,以了解是否为有效沟通,及时调整交流方式,已达到更好的沟通效果。

三、医务人员跨文化沟通总体策略

(一)提高对文化差异的认知

文化差异客观存在于跨文化沟通中,是阻碍跨文化沟通顺利进行的重要原因。沟通双方应积极提高自身的文化敏感性,当发生跨文化沟通障碍时,能够发现双方文化方面的差异,并主动了解不同文化的特点,积累更多的多元文化知识。

1. 文化认知的差异　文化本身就是一种对事物的认识和感知,由世界观、人生观和价值观组成。这些文化背后的潜在认识会不知不觉地影响跨文化沟通的效果。如在我国孩子是不能够直呼父母名字的，家长在孩子面前是尊者，孩子必须虚心听取家长的教导；而在美国，孩子与父母更像朋友关系，他们可以直呼对方的姓名，更可以就一个问题平等地讨论和交流。我们中国人在家族成员之间很少使用"谢谢"一词。因为在中国的传统观念里，亲近的人重视的是发自内心的关爱，而不在于形式，所以亲人间的过于客气似乎被大家公认为是彼此间关系疏远的表现。而在英语国家"thank you"几乎用于一切场合，所有人之间，即使父母与子女、兄弟姐妹之间也不例外，这也被认为是最起码的礼节。另外，美国人有着浓厚的"个人主义"文化特征，强调个人英雄主义，而中国人则是"集体主义"文化特征，强调少数服从多数，追求集体荣誉感。

2. 文化符号的差异　文化符号的不同是跨文化交流的显性标志之一，由语言符号和非语言符号组成。沟通交流中应尽量多了解文化符号的差异，同样一种非语言表达方式，不同文化背景的人有着不同的理解。如对于点头这一动作，中国人和英美人认为是赞许和肯定的意识，印度人和希腊人则认为是否定和不赞成的意思。填写表格时，中国人以打钩表示肯定、表示选择，打叉表示否定，英国人却恰好相反。

3. 文化规范的差异　文化规范是指构成一种文化的行为准则，是文化价值观的具体化和制度化。如礼节习俗差异，在我国馈赠礼物价值越高代表彼此的情意越深，而在西方人们通常不接受昂贵的馈赠；中国人对远方的客人通常会热情款待，毫不吝惜财力物力，而英美等西方国家的人则喜欢按人头平均分担账单，有时即使是恋人、夫妻间亦是如此。

(二)努力实现文化认同

所谓文化认同是指在跨文化沟通中，沟通双方给予彼此文化充分的理解、认可和尊重的过程。为实现跨文化沟通中的文化认同，沟通双方应学习尊重彼此的文化，理性对待文化中的各类差异，求同存异，宽容以待，积极地解决跨文化沟通中的难题。

1. 正确对待文化差异

(1)尊重不同的文化　相互尊重不同的文化，取人之长，补己之短。对于传统文化与现代文化的差异性也应引起关注。尊重和传承传统文化的同时，认同现代文明的价值。在文化认同的过程中，我们主张文化相对主义，把了解其他文化放在优先地位，不随意拒绝与否定其他文化，包容地认识、尊重、理解不同的文化。

(2)重视文化差异　在跨文化沟通中应重视文化差异对沟通带来的影响，避免其产生消极作用。如跨国婚姻离婚率的节节攀升，很多便是由于当事者对异国文化的认知不足，双方在世界观、人生观、价值观等方面的文化差异，产生了难以逾越的文化鸿沟，最终导致婚姻的结束。

(3)防止文化冲突　文化冲突指两种或者两种以上的文化相互接触所产生的竞争和对抗状态。2012年美国电影《穆斯林的无知》涉嫌亵渎伊斯兰教先知穆罕默德，惹恼了全世界的穆斯林，无论是由于对穆斯林文化的无知，还是对伊斯兰教的蓄意侮辱与亵渎，这部电影都激起了一场轩然大波。

2. 保持积极沟通心态　沟通的心态可概况为三种，即积极、退缩和侵略，不同的心态将直接影响沟通的行为及效果。积极的跨文化沟通心态主张保持自己优秀的文化特色及优势,但同时尊重对方的文化;退缩的跨文化沟通心态主张为避免文化冲突,牺牲对自身文化的坚持;侵略的跨文化沟通心态主张否定、侵害其他文化以达到求胜的目的。在跨文化沟通中,应保持积极的沟通心态,促进文化的认同。

(三)促进不同文化间的融合

文化融合是指具有不同特质的文化通过相互间接触、交流沟通进而相互吸收、渗透、学习,融为一体的过程。

1. 促进不同文化的相互接触　两种文化由传播而发生接触,当两种不同的文化相遇时,我们不应回避,而应促进不同文化的接触,这是文化融合的前提。

2. 不同文化间的撞击和筛选　每种文化都具有顽强地表现自己和排斥他种文化的特性,两种文化接触后必然发生撞击,接着在撞击过程中进行社会选择,即选优汰劣。

3. 文化整合　以原来的两个文化体系中选取的文化元素,经过调适整合融为一体,形成一种新的文化体系,如现代美国文化就是多种文化整合的结果。

四、医务人员跨文化沟通方式

(一)尊重患者的价值观和风俗习惯

1. 尊重患者的价值观　医务人员应尊重患者的人生观、行为观、人际观、时间观等,对于直接或间接影响患者健康状态的各种观念及行为给予宽容和最大程度的理解。避免消极对待患者的观念、思想及行为,适时给予健康指导和宣教,诱导患者反思自身的价值观是否有利于建立健康的生活模式,并积极主动的鼓励、帮助其树立正确的价值观。避免发生文化强迫,应从患者的文化背景出发,尊重其不同的文化要求。如对于癌症,不同文化的人反应不同,美国人主张得到准确的信息,以使患者充分利用余下的人生;中国人则希望患者不去承受这样的信息所带来的巨大打击。因此,医务工作者应根据患者所属文化价值观的特点选择告知的方式,以免造成难以挽回的后果。

2. 尊重患者的风俗习惯　来自不同国家、地区及民族的患者有着不同的风俗习惯,医务工作者应注意尊重其风俗习惯,主动了解和学习患者的风俗习惯,切忌自高、自大,切忌触碰患者的风俗禁忌,或以医院的各项规章、制度强制约束患者行为而发生冲突,导致不必要的医患纠纷。如我国是多民族国家,在饮食习惯方面各有特色,也各有禁忌。蒙古族忌食海鲜,满族忌食狗肉,回族等伊斯兰教信仰者忌食猪肉及死物,每年斋戒期间从黎明到日落都要禁食水。这样的常见风俗常识是医务人员应积极学习的,同时也是在工作中应注意的,不可以用常规的要求对待不同文化的患者。

(二)加强医患间的文化沟通

1. 善于倾听,以理解患者的体验与感受　在与不同文化背景的患者沟通交流时,由于语言或行为的陌生,时常导致医患双方出现焦虑,无奈,甚至误解。医务人员学习耐心地倾听能够使患者感到被尊重、被关注、被重视,增加患者的安全感,更有利于医务人员获得与疾病相关的信息,有利于建立和谐的医患关系。

2. 善于观察,以明确患者对疾病的反应　在医疗过程中,医务人员应该适时地了解并掌握患者的健康状况、患者对健康状况的表达方式等,正确理解患者对疾病的反应。现代医学要求以人为本,在医疗工作中,医务人员应时刻有整体护理观念,注意察言观色,捕捉患者生理和心理的细小变化,了解患者角色的转变和适应,并做好患者角色适应时的心理和行为改变的疏导工作。根据患者不同的疾病阶段,动态的掌握护理和健康需求,为患者提供有针对性的、个性化的医疗服务。

3. 注意语言的沟通　语言是沟通的主要方式,在跨文化交流中,医务人员不仅应积极学习不同的语言表达,还应关注不同文化中的语言文化禁忌。如墨西哥人忌讳数字"13"和"星期五",认为这些数字是不吉利的;我国部分地区的人们忌讳数字"4",认为与"死"同音。另外,医务人员在操作与治疗时应给予患者必要的解释、指导和嘱咐,应注意所用语言不应过于专业,而应通俗易懂,以免加重患者的文化休克反应,甚至导致患者丧失治疗信心,加重心理负担。

4. 注意非语言的沟通　非语言沟通有多种表达形式,同一文化背景下,人们运用非语言符号较易达成默契,但在异国文化、异族文化间却存在许多禁忌。作为医务工作者应善于运用非语言沟通方式给患者留下良好的第一印象,拉近与患者间的距离,同时掌握非语言沟通的各国文化禁忌,避免误解及伤害。如在我国有些人喜欢说话时食指放在下颌处左右摆动,传递若有所思或质疑的涵义,但此动作在法国却有令人厌烦的意思;墨西哥人忌讳女子在公共场合穿着长裤,认为是有失体面的,忌讳手心朝下测量儿童的身高,因为在他们看来这种动作只适合测量动物的身高,是一种侮辱人的表现。

(三)为患者营造温馨的文化环境

医院环境本身具有一定的严肃性,且患者由于身心不适,主观感到紧张、焦虑,接触到陌生的、严肃的环境、事件及人群后很容易发生文化休克。医务工作者要为患者营造温馨的文化环境来帮助患者尽快熟悉医院环境,消除或减轻对陌生环境和陌生人群的不适应。如以绿色植物精心布置病区设施,制作温馨提示卡,为老年患者提供怀旧室,为有宗教信仰的患者提供祈祷室,为儿童患者提供各类玩具等。

(四)帮助寻找支持系统

家庭是患者重要的支持系统,医务人员应积极主动了解患者的家庭结构、家庭背景、成员关系、家庭功能、教育方式等情况,利用家庭系统的力量预防文化休克。另外,患者的同学、朋友、老乡及同事、领导也可能形成重要的支持系统,起到安慰、激励的作用。如对于老年患者,其子女的关心、照顾、安慰、开导能够帮助其适应医院环境,克服文化休克,使其安心接受治疗。远离家乡的患者,老乡们的支持和帮助能够减轻其焦虑、无助,克服孤独感。

实践训练　不同国家、民族之间的沟通训练

情景一:

如果你是一名外科护士,病房内新入院一位56岁的美国老人,你将采取怎样的沟通方式与其交流,注意些什么?

情景二：

如果你是一名儿科护士,如何应对 3 岁儿童哭闹不止?

情景三：

来自美国、日本、英国和法国的四位旅行者同乘一艘客船去岛上旅行,不巧的是客船行驶一半时在海面出了故障,随时有沉船的危险,为了保护旅客的安全,船长劝告四位旅行者选择小救生船逃生,可是他们却不愿离开大的客船,如果你在船上,你会怎样做呢?

情景四：

一位日本母亲与孩子来到中国,在中国请了中文家教。一日家教李小姐来到孩子家发现孩子跪在地上哭,详细问了才知道孩子因为考了 99 分被母亲打了一顿后罚跪,李小姐感到很不理解,孩子已经很努力,况且 99 分已经很好,她认为孩子尽力了就好,于是找其母亲谈了自己的想法。不料孩子的母亲竟大肆否定李小姐,说日本孩子要很努力,一定要 100 分,不能像中国孩子那样做小皇帝,李小姐听了十分气愤,与其激烈争执后辞职而去。请问你认为此案例属于人际沟通中的什么问题?原因是什么?

▶▶▶综合测试题◀◀◀

一、单项选择题

1. 跨文化沟通中不同的民族习俗、不同的宗教和信仰、不同的历史文化、不同的价值观会形成不同的

   A. 信仰和行为的障碍

   B. 合作方式的不同要求

   C. 语言沟通的障碍

   D. 对目标评价的障碍

   E. 非语言交流的障碍

2. 英国人不喜欢的动物是

   A. 猫头鹰　　　　　B. 狮子

   C. 猴子　　　　　　D. 狗

   E. 狐狸

3. 法国文化中,普通关系的男士禁忌送女士的礼物是

   A. 丝巾　　　　　　B. 鲜花

   C. 巧克力　　　　　D. 香水

   E. 贺卡

4. 在美国,什么样的表达代表过于严肃,并承认自己有过失或错误

   A. Excuse me!　　　B. I am sorry!

   C. You are right!　　D. I made a mistake.

   E. I am wrong!

5. 在日本文化中"知者不言,言者不知"蕴含着对哪种行为的崇尚

   A. 鞠躬　　　　　　B. 握手

   C. 微笑　　　　　　D. 沉默

   E. 狡辩

二、简答题

1. 什么是文化休克?其经历的阶段有哪些?

2. 跨文化沟通障碍有哪些?

3. 文化休克的表现有哪些?

（温晓会　陈亚清）

第八章　沟通中良好体姿的养成

所谓体姿,就是指人们在交流沟通过程中所表现出来的身体姿势,又称仪态,包括人的站姿、走姿、坐姿、手势和面部表情等。

良好体姿就是人们在各种社会的各种具体交往中,为了互相尊重,在身体姿态方面约定俗成的共同认可的规范。用优美的体姿表达思想,有时比用语言更让交往者感到真实、美好和生动。

良好体姿的功能是多方面的,它不仅能以卓越的风姿展示人们的独特气质和风度,还能帮助人们表达自己的情感,探测他人的内心世界,而这将有助于人们自觉地培养优雅的气质和风度、塑造美好的体姿形象,而且对人际沟通具有积极的促进作用和重要的现实意义。

第一节　体姿的含义

从头到脚的姿态随时都在默默而语,它们成为与外部世界交流情感的信息。了解体姿的含义,并较好地理解和运用,往往是有效沟通的关键。

一、体姿含义的共同性

人类在千百年的生活中,非常频繁地使用着体姿语言。不同地域、不同民族的人们,虽有其各不相同的有声语言,但许多基本动作语言的含义都具有相同性。

1. **面部表情**　人的面部不仅可以表现不计其数而又十分微妙的表情,而且往往能够真实、准确地反映人的内心情感,传递人的内在信息。例如脸上的眉毛、眼睛、嘴和下巴等就能表示极为丰富细致而又微妙多变的神情。

(1)眉毛

①皱眉:不同意、忧愁或愤怒等。

②扬眉:兴奋、喜悦等。

③眉毛闪动:欢迎或加强语气等。

④耸眉:惊讶或悲伤等。

(2)眼睛

①目光正视:庄重、尊敬等。

②目光仰视:崇敬、思索等。

③目光斜视:轻蔑、心虚、仇恨等。

④目光俯视:羞涩、紧张、害怕等。

⑤瞳孔放大:喜爱、兴奋、恐怖、紧张、愤怒、疼痛等。

⑥瞳孔缩小:厌恶、疲倦、烦恼等。

（3）嘴

①嘴唇闭拢：和谐宁静、端庄自然等。

②嘴唇半开：疑问、奇怪、有点惊讶、傻里傻气等。

③嘴唇大开：惊骇等。

④嘴角向上：善意、礼貌、乐观、喜悦等。

⑤嘴角向下：痛苦悲伤、沮丧消极等。

⑥嘴角紧绷：愤怒、对抗或意志坚定等。

⑦嘟嘴：生气、不满意等。

（4）下巴

①上扬：傲慢、冷漠、倔强、不服输或自我防御等。

②内抑：谄媚讨好、害羞畏惧等。

2. 身体姿势　身体姿势可主要分为静态和动态两大类，主要有站、坐、走等姿态。

（1）站

①标准站姿：严肃、庄重、自信、可靠、脚踏实地等。

②两脚分开尺余，脚尖略朝外偏：果断、任性、富有进取心、不装腔作势等。

③两腿交叉站立：不严肃等。

④一脚直立，另一脚弯置其后，以脚尖触地：情绪不稳、变化多端、喜欢不断的刺激与挑战等。

⑤双臂交叉抱于胸前：消极、防御、抗议等。

⑥身体抖动或摇晃：漫不经心、缺乏教养等。

⑦双手插入衣袋或裤袋：拘谨、小气、畏缩、不严肃等。

（2）坐

①标准坐姿：沉着、稳重、冷静、认真等。

②上身紧靠椅背：内心有不安全感等。

③频繁变换架腿姿势：心绪不宁、焦躁不安或对交谈失去兴趣等。

④交谈中开始架腿：对话题不感兴趣或悠闲轻松等。

⑤女性两腿并拢，脚踝交叉而坐：有教养的表现等。

⑥男性坐时交叉脚踝：警惕、防范或压抑、恐惧、紧张等。

⑦坐在椅子或沙发边缘：显露心理劣势、精神上缺乏安全感等。

⑧深陷在沙发中：疲惫、懒散、随便、自我感觉良好、缺乏教养等。

（3）走

①标准走姿：从容自信、潇洒大方。

②弓着背走路：精神状态处于低潮或有自我防卫的心理等。

③双手反背在身后：傲慢、呆板等。

④身体晃荡：轻佻、浮夸、缺少教养等。

3. 身体动作　人际交往中，人的各种身体动作不仅可用来加强语气、辅助表达，而且由于本身含义丰富，所以在危急或特定之时可代替说话。

（1）头部

①头部向前：倾听、期望或同情、关心等。

②头部向后：惊奇、恐惧、退让或迟疑等。

③头部向上：希望、谦逊、内疚或沉思，或为什么事忧虑，也可能为做错事而悔恨等。

④点头：答应、理解和赞许等。

⑤摇头：否定、迟疑等。

⑥头一摆：快走等。

（2）肩部

①耸耸肩膀：无所谓、无可奈何等。

②双肩耷拉：精神状态差、沮丧、潦倒等。

（3）手势

①掌心向上：坦诚直率、善意礼貌、积极肯定、无强制性和威胁性等。

②掌心向下：强制命令、贬低轻视、否定反对等。

③拳头紧握：挑战、表示决心、显示团结和力量、提出警告等。

④拳头紧握，伸出食指：训示或命令，指明方向或事物，有明显的强制性和威胁性等。

⑤握手有力：热情、兴奋、好动或自我表现欲旺盛等。

⑥握手无力：个性懦弱、缺乏气魄或傲慢、矜持、冷淡等。

⑦交谈、开会时手指小幅度动作：不耐烦、没兴趣、心不在焉或持不同意见等。

（4）腿脚

①双腿交替抖动：为了消除内心的紧张感或压力等。

②脚掌敲打地面：不耐烦或紧张不安等。

③跺脚：着急、埋怨或责怪等。

实际上，人体各部分的姿态动作是一个相互协调配合的整体，以上将其分成三个部分只是为了便于解释。我们在实际生活中分析破译人的体姿含义时，一定要在综合观察的基础上，再作出判断。

二、体姿含义的差异性

虽然人类的体姿含义具有共同性，但是，由于受到民族习俗和文化背景的深刻影响，某些体姿，特别是某些手势在不同国家、不同民族又可能具有不同的含义。

例如，伸出一只手，拇指和食指合成一个圆，其余三个指头伸直或略屈，在我国，伸手示数时该手势表示零或三；美国人或英国人却用它表示"OK"，即赞成、了不起的意思；在法国，这一手势表示零或没有；在泰国表示没问题、请便；在日本、缅甸、韩国表示金钱；在突尼斯表示"傻瓜"；在巴西表示侮辱男人，引诱女人。

三、体姿含义的含糊性和多意性

人的任何一种表情、姿态和动作，不论其在身体的什么部位，都能传递某些信息，表露某些情感，但这并不是说，表情、姿态、动作的含义在任何情况下都是确定的、不变的。

因此,要正确领会某个体姿的含义,应该与交往对象发出的其他信息相联系。

1. **某个体姿的含义需与整个体姿表现相联系** 在交谈中,倘若有一方的上身微微倾向前方,这是被对方的言谈所吸引呢,还是已经不耐烦,很想结束这场谈话呢?单看这一个动作,难以断定。如果综合这人一连串的动作、面部表情和身体姿态,则不难看出他的真实动机。如果他刚刚改变了双臂交叉在胸前,上身后仰的姿态,而且神态从容,目光专注,那么就是感兴趣、被吸引的信号;如果他眼睛盯着其他地方,双手夹握在椅子座面的边缘,像是随时准备起立而身体向前倾,这就是已经厌烦,很想站起来离开的表示。

所以,要得到某个体姿的准确含义应与整个体姿表现相联系。当然,如果你希望自己能有效地运用体姿,也应当注意使所有的体姿信号结合为一个有机联系、和谐的整体。

2. **某个体姿的含义需与有声语言相联系** 身体姿态与有声语言是密切配合、协调一致的关系,所以许多体姿的含义可以联系有声语言来断定。同样是搓手掌的动作,若说"来,咱们开始干吧!"这是工作前的"摩拳擦掌",振奋精神;若推销员搓着手掌对经理说:"咱们又搞到一笔好生意!"这是期待赞扬和奖励;在外国的饭店里,服务员来到桌前,搓搓手掌,问:"先生,还想喝点什么吗?"这是期待小费的暗示。可见,同样的姿态表情,由于说的话不同,其含义也就各不相同。

在有声语言的配合下,能够更为准确地揣摩体姿信息的明确含义。

3. **某个体姿的含义需与具体情况相联系** 在这里,具体情况是指一定的时间、场合、情景以及涉及的物体。如一个人坐在椅子上,双臂交叉,两腿相搭,脑袋下垂,整个身体呈收缩状态,单是这个姿态,我们很难判断是什么意思。但如果此人是坐在汽车上,寒风凛冽,这显然是因为天冷而采取的防御姿态;如果是在午夜的候车室,则可断定因为疲劳而正在打瞌睡;如果此人隔桌与人正在交谈,那他的姿态说明了对这次谈话持消极、否定的态度。

只有与具体情况相联系,才能有效地确定体姿的含义。

第二节 良好体姿的要求

一、体姿训练内容

1. **身体基本姿势训练** 身体基本姿势练习,是体姿训练的重要内容之一,人的基本姿势是指人体的坐、立、行等身体姿势。良好的身体姿势给人以赏心悦目的感觉。

身体姿势练习的主要内容包括站姿、坐姿、走姿、行礼等基本动作的控制性练习。目的在于进一步改变身体形态原始状态,逐步形成正确的站姿、坐姿、走姿和优雅的举止,提高身体动作的灵活性和表达能力。

2. **身体素质训练** 身体素质练习是体姿训练中的基础练习,也是体姿训练的重要内容之一。其主要内容包括力量素质、柔韧性、控制能力、人体的协调性、灵活性等素质练习,其中以力量素质练习和柔韧性素质练习为最重要的。

3. **体姿综合练习** 以有节奏的舞蹈动作作为主要练习手段,采用基本舞步、舞蹈组合、韵律操、形体操、体育舞蹈等多种项目。从而提高练习者有氧代谢能力,促进身体全面均衡的发展,提高其节奏感、音乐表现能力和形体表达能力,增强练习者的兴趣,陶冶情操,培养高雅的气质和风度,提高美的感觉及欣赏能力,促进优美体态的形成。

二、体姿训练的特点

1. 具有强烈的艺术性　体姿训练的内容涉及体操、舞蹈、音乐等,是一门综合性艺术,丰富多彩的练习内容及形体美的表达形式,舒展优美的姿态和矫健匀称的体型,集体练习中巧妙变换的队形展示了其强烈的艺术表现力和感染力。

2. 具有科学性　体姿训练的科学性主要体现在练习内容、运动负荷、练习方法等方面确定必须符合人体发展的客观规律。

3. 具有针对性　体姿训练是内外结合的全身运动,动作可难可易,体力上也可自由调节。同时,可以针对身体的每一个部位、每一块肌肉进行锻炼,对体姿的每一个动作进行纠正,以达到强化体型和体态的效果。

4. 具有系统性　人体是一个完整统一的有机体,只有全面系统地进行体姿训练,才能使全身肌肉均匀、线条清晰,使身体各部分比例均匀而优美。

三、体姿训练的作用

1. 改善神经系统和大脑功能　体姿训练,使机体处于一种运动状态。这种运动对机体进行一种刺激。这种刺激具有连续、协调、速度、力量的特点,这种状态下中枢神经将随时动员各器官及系统使之协调、配合机体的工作。经常参加体姿训练,就能使神经活动得到相应的提高。除此之外,体姿训练还要求动作要迅速、准确,而迅速、准确的动作又要在大脑的指挥下来完成。脑是中枢神经的高级部位,训练时,脑和脊髓及周围神经要建立迅速而准确的应答式反应,而脑又要随时纠正错误动作,储存精细动作的信息。经过经常、反复不断地刺激,提高人的理解能力、思维能力和记忆能力,从而使大脑更加聪明。所以说,经常训练,可以加强机体神经系统的功能和大脑的工作能力,使之更加健康和聪明。

2. 提高心血管系统的功能　心血管系统即心脏与各类血管所组成的,并以心脏为动力的闭锁管道系统,也就是人们常说的血液循环系统。体姿训练主要由运动系统即骨骼与肌肉运动参与完成。运动系统在进行工作时要消耗大量的氧气、营养,同时还要排泄大量的废物。这一繁重的任务,只有依靠体内的闭锁的管道系统——心血管(循环)系统来完成。

人体在处于安静状态时,平均心率为75/min,而心脏的每搏血液输出量为50~70ml,每分钟输出量约为4.5L。在强烈的肌肉运动时,可以达到安静时的5~7倍,这就势必使心肌处于激烈收缩的状态。经常的刺激会使心肌纤维增粗,心房、心室壁增厚,心脏体积增大,血容量增多,从而增加了心脏的力量。由于心肌力量的增加,每搏射出的血量增多,心跳的次数相应减少,在平时较为安静的状态下,心脏能够得到较长时间的休息,从而减轻心脏的工作负担,使心脏永驻青春。

3. 塑造形象　基本姿势正确与否,直接影响人各种运动行为的美丑。日常生活中,有些人往往忽视体姿训练,因此经常出现身体不正,弓背含胸、端肩缩脖、腿弯曲等不健康的体态。通过从实际出发有针对地练习一段时间,就会练就出一个健美的形体姿态。另外,人的头面部姿态是表达人类丰富情感的重要方式,通过体姿训练,使它能有正确的姿势与表现,以便充实头面部姿势和神态的美。人的形象美需要其外在表现和内在修养和谐统一,体姿训练,不仅利用了芭蕾、舞蹈、形体操舒展的动作训练了人体的优雅姿态,而且也传播了它们高雅的艺术精髓,培养了人的内涵修养,使人的精神和形体之美达到统一,有助于提高练习者的现代气质和高雅风度。

四、柔韧素质训练方法

(一)正压腿

在压腿的几种方法里,正压腿是基础,也是练习者感到吃力的方法。初练者常存在以下问题:低头、弯腰,急于用头碰脚,胸部和腿之间出现一个大空儿,还有的站不稳,像要后倒似的,甚至出现腿部韧带受伤。要解决以上问题,压腿时可注意以下几点:

1. 规范动作,分步进行

(1)初练时,不宜做强度很大的练习。把腿放在与腰同高的物体上,髋部后坐,臀部要平,支撑腿与地面垂直,膝部挺直,被压腿脚尖向上并有意识地向回勾扣,上身用力向前移动,使被压腿成一直线。脚尖回勾有利于拉长腿部韧带、肌腱、肌肉,上身前移可拉长躯干,特别是脊椎。一条腿压几分钟后,再换另一腿。几天之后,腿部肌肉变得柔软而富有弹性时,可进行下一步。

(2)被压腿及支撑腿均挺直,双手按压被压腿膝部,收髋使身体尽量向前俯压,以增强膝关节后之窝肌的伸展性。

(3)双手按被压腿膝部,髋部后坐,上身用力向前下俯压,试着以腹部贴大腿,此步成功后,可进行下一步练习。

(4)双手由下抱握被压腿小腿,上身用力向前下俯压,试着以腹部贴大腿、以胸部贴膝盖。此步成功后,可进行下一步练习。

(5)被压腿与支撑腿挺直,双手扳住脚掌,腹部贴大腿,胸部贴膝盖,试着以额头碰脚尖。此步成功后,可进行下一步练习。

(6)双手扳住脚掌,腹部贴大腿,胸部贴膝盖,试着用嘴触脚尖。此步完成后,进行下一步。

(7)双手扳住脚掌,依上法,用下腭碰脚尖。

2. 由轻到重,由低到高　压腿时,身体对腿部韧带、肌腱、肌肉施加压力。初练时,用力要轻,当练习一段时间后可逐渐加重压力。腿放的高度应由低到高,将腿放至与腰同高,压到下颌碰到脚尖时,可把腿放在与胸同高的物体上;再练至下颌下碰到脚尖时,可把腿放在与肩同高的物体上,直至把脚放在与头同高的物体上。

3. 先拉后压,由近及远　初练压腿,因其腿部韧带、肌腱、肌肉伸展性差,猛然用力拉长,不仅徒劳无功,还会使韧带受伤。因此初练时,应先拉长腿部韧带、肌腱、肌肉及脊椎,然后施以振压;振压也要一下一下地进行,不可急于求成。压腿时还要注意躯干与腿部的接触是由近及远的,躯干与腿相应部位的接触顺序是:躯干,腹部—胸部—头部,腿部,大腿—膝盖—脚尖,不要一开始就毫无顾忌地用头硬碰脚尖。

4. 要意志坚强,持之以恒　进行腿部柔韧性练习,的确枯燥乏味,尤其是练到一定程度,还会有腿、髋部酸痛的感觉,此时最重要的是要有坚强的意志,有苦恒之心,不可停歇。因腿功柔韧素质与腿功其他素质比较起来,容易发展,也容易消退。此时应善于自我调整,适当减轻下压力度、幅度,减少压腿时间,或是进行踢腿练习,与压踢结合等。只要坚持下去,酸痛的感觉会逐渐消失。

5. 压前要做好准备活动　练习前,可做一些腰、胯、膝、踝关节、腿部肌肉的准备活动。因为肌肉、韧带的伸展性与肌肉的温度有关,通过准备活动,可提高肌肉的温度,降低肌肉内部的黏滞性,有利于腿之柔韧性练习。

(二)正踢腿

踢腿是腿功柔韧性训练最为重要的一步,它可以巩固压腿、劈腿、吊腿的效果,也为实战腿法训练打下了坚实的基础。踢腿时常出现的问题有:①重心不稳,甚至摔倒;②支撑腿脚跟抬起或支撑腿膝部弯曲;③弯腰凸背。解决上述问题,踢腿时要注意以下几点:

1. 起腿要轻　腿将要踢起时,要迅速地将身体重心移到另一腿上,使将要踢起的腿部肌肉放松,这样才会起腿轻,踢腿快如风。为防止摔倒,也可背靠墙或肋木练习。

2. 踢时要快　腿由下至上快速向面部摆动,这里有一个加速的过程。踢时髋部要后坐,腿上摆有寸劲。刚刚练习踢腿时,必须保持动作的规范性,宁可踢得刚过胸也不把支撑腿的脚跟抬起或膝部弯曲,或是弯腰凸背用头去迎碰脚尖,这些均说明腿的柔韧性训练不到位,韧带还没有拉开。只要坚持压踢结合,常练不辍,定会达到脚碰前额的。

3. 落腿应稳　初练者往往踢起腿刚落地,就踢另一腿,从而出现出腿笨重、身体歪斜的现象。这是因为踢出的腿刚落地时,身体的重心还在原支撑腿上,腿下落时转移重心,势必出现上述现象。正确的做法是等腿落实后,身体重心转换已毕再踢出另一腿。

(三)呼吸方法

1. 同步式呼吸法　每做一次动作进行一次呼吸,呼吸是在动作过程中完成的。①肌肉收缩时瞬间闭气并快呼气,肌肉伸展时慢吸气。一般在负荷较重、仰卧位做动作或须固定肩带和胸腹部时采用这种呼吸方式。②肌肉收缩时瞬间闭气并快呼气,肌肉伸时慢呼气。此呼吸方式与上式相反,吸气时快速有力,呼气时缓慢深长。

2. 自由调节式呼吸法　在进行小强度训练时,呼吸常采用自由调节式。

(四)训练注意事项

1. 锻炼前的身体检查与评定　健康检查一般包括:

(1)身体形态检查

目的:是了解自身身体形态在生长发育的程度方面需要做哪些改进,并经过一段训练后,对照检查效果。

常用的形态测量指标:身高、体重、坐高、肩宽、腰围、臀围、上臂围、腿长等指数。

（2）身体成分检查

目的:主要是检查人体脂肪含量和分布,通过测定肥胖程度,确定是否需要减肥及制订减肥运动方案。

（3）生理机能检查

目的:是了解目前身体各系统机能处在什么水平,为制订锻炼计划提供依据,还可以评定运动效果,检查运动后疲劳和恢复的程度。

通常以测量运动前后的心率、血压和肺活量等作为评定指标。

2. 训练应遵循序渐进的原则　要遵循人体发展和适应环境的基本规律,必须根据练习者的实际情况来确定训练,逐渐提高,不要急于求成。

3. 合理安排锻炼的时间和运动负荷　每次 1～1.5 小时,每周练习的次数至少 2 次以上。

参加形体训练要有恰当的生理和心理负荷量。准备活动要安排轻松自如、由弱到强的适度的练习,一般以 10～15 分钟为宜。使运动时最大心率保持在 70%～80% 最为合适,训练结束后要做调整。

4. 训练应重视全面锻炼　全面锻炼要求身心全面发展,使身体形态、机能的各种身体素质以及心理素质等诸方面都得到和谐的发展。在全面锻炼的基础上,有目的、有意识地加强职业实用性形体训练,效果更佳。

（1）力量与速度、耐力、协调、柔韧等素质相结合,促进身体素质的全面发展。

（2）动力性与静力性练习相结合,大肌肉群与小肌肉群相结合,促进全身肌肉群匀称发展。

（3）负重练习与徒手练习相结合,促进身心的协调发展。

（4）全身与局部的练习相结合,既要针对身体某部位进行强化训练,又要兼顾身体的全面发展。

（5）主动性部位运动与被动性部位运动相结合。

（6）无氧运动与有氧运动相结合,促进心肺和肌肉功能的协调发展。

5. 讲究动作与呼吸的协调配合　在用力时或肌肉放松时用鼻子深深地吸气,在运动还原或肌肉放松时用口充分地呼气,呼吸要深,要有节奏。练习时呼吸以自然为准,即呼吸与动作有节奏地协调配合。

6. 练习以培养良好形态为主,选择多样化的练习形式　练习之前必须先热身,练习之后要放松,练习的动作要缓慢而温和。要不断替换肌肉群,力量练习的程度要到肌肉感觉有点"张力"或"酸",但绝对不能到"痛"的程度。有"张力感"或"酸",是肌肉感觉神经元正确地反映出力量的成效;但到"痛"的感觉,就接近受伤的程度。每一个人,必须把握以上的原则,确立个人最适合的训练步骤,使之成为习惯。

7. 要注重合理的营养和饮食结构　人体所需的营养主要的糖、脂肪、蛋白质、维生素、矿物质和水。这些营养素在新陈代谢的过程中密切配合,共同参与,推动和调节生命活动。形体训练要注重营养的充足和各种营养素之间的平衡。

第三节　基本体姿的训练方法

在社交场合和人际沟通中，举手投足要显示出应有的良好姿态，"站如松，坐如钟，行如风，卧如弓"是我国古人对人体良好姿势的基本要求。在人的各种体姿仪态中，如站姿、坐姿、走姿和手势，在人际沟通中占有较重要的地位。把握良好姿态的要领，是我们塑造良好风度形象的有效途径。

一、站姿的训练方法

（一）标准站姿的动作要领

站姿是生活静力态造型的动作，优美、典雅的站姿是发展人的不同质感美、动态美的起点和基础，能衬托一个人美好的气质和风度。

（1）身体舒展直立，重心线穿过脊柱，落在两腿中间，足弓稍偏前处，并尽量上提。

（2）精神饱满，面带微笑，双目平视，目光柔和有神，自然亲切。

（3）脖子伸直，头向上顶，下颚略回收。

（4）挺胸收腹，略微收臀。

（5）双肩后张下沉，两臂于裤缝两侧自然下垂，手指自然弯曲，或双手轻松自然地在体前交叉相握。

（6）两腿肌肉收紧直立，膝部放松。女性站立时，脚跟相靠，脚尖分开约45°，呈"V"形或"丁"字形；男性站立时，双脚可略为分开平行，脚尖正对前方，不能超过肩宽。

（7）站累时，脚可向后撤半步，身体重心移至后脚，但上体必须保持正直。

由于日常活动的不同需要，我们也可采用其他一些站立姿势。这些姿势与标准站姿的区别，主要通过手和腿脚的动作变化体现出来。例如，女性单独在公众面前或登台亮相时，两脚呈丁字步站立，显得更加苗条、优雅。需要注意的是，这些站立姿势必须以标准站姿为基础，与具体环境相配合，才会显得美观大方。

（二）站姿训练方法

1. 五点一线法（靠墙法）　练习者保持站立的基本姿势，面带微笑，双目平视，下颌微收，双手自然下垂，手指并拢，呼吸均匀。把身体背靠墙站立，尽量使后脑、肩、臀、小腿肚、脚跟五点呈一直线紧靠墙面，收腹挺胸，脚掌并拢，大腿夹紧，按照训练要领保持一段时间，直到达到训练要求，以训练整个身体的控制能力。

2. 背靠背法　练习者中身高相近的两人为一组，背靠背站立，尽量使后脑、肩、臀、小腿肚、脚跟均彼此紧密相贴，按上述的站姿要求进行站姿训练，每次15分钟。

3. 顶书法　在训练时头顶平放一本书，按标准站姿进行站立训练。为了塑造腿部的美感，两腿之间最好夹一张纸片，在练习的过程中书和纸片均不能落地，练习身体平衡感与挺拔感，每天练习10分钟。

4. 双腿夹纸　站立者在两大腿间夹上一张纸，保持纸不松、不掉，以训练腿部的控制能力。

5. 效果检测　轻松地摆动身体后,瞬间以标准站姿站立,若姿势不够标准,则应加强练习,直至无误为止。

二、坐姿的训练方法

(一)标准坐姿要领

坐姿是一种可以维持较长时间的工作劳动姿势,也是一种主要的休息姿势,更是人们在社交、娱乐中的主要身体姿势。良好的坐姿不仅有利于健康,而且能塑造沉着、稳重、文雅、端庄的个人形象。

1. 标准坐姿要领

(1) 精神饱满,表情自然,目光平视前方或注视交谈对象。

(2) 身体端正舒展,重心垂直向下或稍向前倾,腰背挺直,臀部占坐椅面的1/3或2/3。

(3) 双膝并拢,双脚并齐或微微分开。

(4) 两手可自然放于腿上。

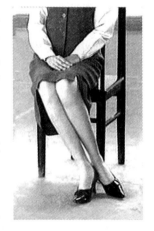

除基本坐姿以外,由于双腿位置的改变,也可形成多种优美的坐姿,如双腿平行斜放,两脚前后相掖,或两脚呈小"八"字形等,都能给人舒适优雅的感觉。如要架腿,最好后于别人交叠双腿,女子一般不架腿。无论哪种坐姿,都必须保证腰背挺直,女性还要特别注意使双膝并拢(图8-1)。

2. 入座、离座要领

(1) 从椅子后面入座。如果椅子左右两侧都空着,应从左侧走到椅前沿左侧半步的位置立定,后横跨步到椅子前。

(2) 坐下时,右脚轻向后撤半步,用小腿靠椅,以确定位置。

(3) 女性着裙装入座时,应用双手将后片向前拢一下,以显得娴雅端庄。

图8-1　正身侧坐姿

(4) 坐下时,身体徐徐垂直坐下,臀部接触椅面要轻,避免发出声响。

(5) 坐下之后,双脚并齐,双腿并拢。

(二)坐姿训练方法

良好的坐姿给人以自信、友好、成熟、稳重之感,同时对其保持健康也有好处。

1. 就座训练　练习者保持站立的基本姿势,立于椅子前面,目视前方,面带微笑。左脚退后半步,女生右手捋裙(用右手沿臀向下整体裙子),坐下。女子坐椅的2/3,不可坐满椅,也不可坐1/3,男子可坐满椅。坐椅后,上体要端直,女子双膝并拢,双手交叉与腹前,男子双膝可略分开以拳头的距离,双手分别置于左右腿上或左右扶手上,最后收回右脚,与左脚相并。

2. 起立姿势训练　在就座姿势的基础上,练习者右脚向前移动半步,左脚蹬地起身,随即重心移至右脚,最后收回左脚,成规范的站立姿势。在整个过程中,注意重心得移动,始终保持上体端直。

3. 正身侧坐姿势练习　练习者标准坐姿,上身向左侧身,保持端直,双脚向右斜伸出内收,双足尖点地,足尖要绷紧,右脚置于左脚掌处,力求使斜放后的腿部与地面呈45度角。手的姿势不变,控制动作,双脚收回并拢,双脚垂直于地面,身体转正,然后换方向反复练习。

三、走姿的训练方法

(一)标准走姿要领

行走是人的基本动作之一,最能体现出一个人的精神面貌。行走姿态的好坏可反映人的内心境界和文化素养的高下,能够展现出一个人的风度、风采和韵味。

1. 走姿是站姿的延续动作,行走时,必须保持站姿中除手和脚以外的各种要领。

2. 走路使用腰力,身体重心宜稍向前倾。

3. 跨步均匀,步幅约一只脚到一只半脚。

4. 迈步时,两腿间距离要小。女性穿裙子或旗袍时要走成一条直线,使裙子或旗袍的下摆与脚的动作协调,呈现优美的韵律感;穿裤装时,宜走成两条平行的直线。

5. 出脚和落脚时,脚尖脚跟应与前进方向近乎一条直线,避免"内八字"或"外八字"。

6. 两手前后自然协调摆动,手臂与身体的夹角一般在10°～15°,由大臂带动小臂摆动,肘关节只可微曲。

7. 上下楼梯,应保持上体正直,脚步轻盈平稳,尽量少用眼睛看楼梯,最好不要手扶栏杆。

(二)走姿的训练方法

1. 行走辅助训练

(1)摆臂　人直立,保持基本站姿。在距离小腹两拳处确定一个点,两手呈半握拳状,斜前方均向此点摆动,由大臂带动小臂。

(2)展膝　保持基本站姿,左脚跟起踵,脚尖不离地面,左脚跟落下时,右脚跟同时起踵,两脚交替进行,脚跟提起的腿屈膝,另一条腿膝部内侧用力绷直。做此动作时,两膝靠拢,内侧摩擦运动。

(3)平衡　行走时,在头上放个小垫子或本子书本,用左右手轮流扶住,在能够掌握平衡之后,再放下手进行练习,注意保持物品不掉下来。通过训练,使背脊、脖子竖直,上半身不随便摇晃。

2. 走姿分解动作练习

(1)保持基本站姿,双手叉腰,左脚擦地前点地,与右脚相距一个脚长,右腿直腿蹬地,髋关节迅速前移重心,成右后点地,然后换方向练习。

(2)保持基本站姿,两臂体侧自然下垂。左脚前点地时,右臂移至小腹前的指定点位置,左臂向后斜摆,右腿蹬地,重心前移成右后点地时,手臂位置不变,然后换方向练习。

3. 行走连续动作训练

（1）左腿屈膝,向上抬起,提腿向正前方迈出,脚跟先落地,经脚心、前脚掌至全脚落地,同时右脚后跟向上慢慢垫起,身体重心移向左腿。

（2）换右腿屈膝,经过与左腿膝盖内侧摩擦向上抬起,勾脚迈出,脚跟先着地,落在左脚前方,两脚间相隔一脚距离。

（3）迈左腿时,右臂在前;迈右腿时,左臂在前。

（4）将以上动作连贯运用,反复练习。

4. 步幅的控制练习　练习者标准行姿,只是在行走时步度进行控制,男生每步40cm,女生每步30cm,反复练习,在练习过程中始终保持上体端直,收腹挺胸,开肩梗颈,目视前方。

5. 步位控制　在正确走姿的基础上,对步位进行控制,男生走两点,即左右脚行走时不在一条线上,女生"一条线"即在行走时,左右脚位置应在一条线上。反复练习。并注意行走时手臂的摆动,双脚移动和步位控制之间的协调。

6. 持物行走

（1）持病例夹　病例夹是把记录患者病情的病例本很好地保持并随时书写的夹子。正确持病例夹的姿势:头、肩、上身、两腿同行走要求。手持病例夹的边缘中部,放在前臂内侧,持物的手紧靠腰部,病例夹的上边边缘略内收,或左手持病历卡 1/3 或 1/2 处,右手轻托病历卡右下角(图 8-2)。

（2）持病例夹行走　用正确的走姿行走,持病例夹的手臂不摆动。

7. 推治疗车行走

（1）推车的正确姿势　位于无护栏一侧,肩、上身、两腿同行走要求。两手扶治疗车左右两侧扶手,身体略向前倾,重心集中于前臂,治疗车距身体前侧约 30cm,肘部自然放松,成 135°～160°角,向前轻轻推动治疗车,尽量减少治疗车推行过程中发出的声响。

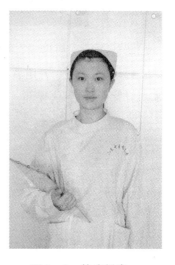

图 8-2　持病例夹

（2）推治疗车行走　保持推治疗车的正确姿势,行走时保持平稳,步幅适中。

四、蹲姿的训练方法

（一）标准蹲姿要领

蹲姿的运用要优美、典雅。基本要求:一脚在前,一脚在后,两腿向下蹲,前脚全着地,小腿基本垂直于地面,后脚跟提起,脚掌着地,臀部向下。

（二）常用的蹲姿训练

1. 交叉式蹲姿　下蹲时右脚在前,左脚在后,右小腿垂直于地面,全脚着地。左腿在后与右腿交叉重叠,左脚跟抬起脚掌着地。两腿前后靠紧,合力支撑身体。臀部向下,上身稍前倾(图 8-3)。

2. **高低式蹲姿** 下蹲时左脚在前,右脚稍后(不重叠),两腿靠紧向下蹲。左脚全脚着地,小腿基本垂直于地面,右脚脚跟提起,脚掌着地。右膝低于左膝,左膝内侧靠于左小腿内侧,形成左膝高右膝低的姿势,臀部向下,基本上以右腿支撑身体。男士选用这种蹲姿时,两腿之间可有适当距离(图8-4)。

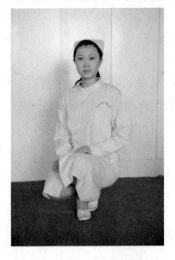 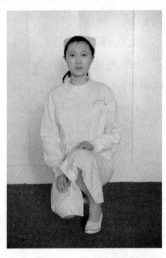

图8-3 交叉式蹲姿　　　　　图8-4 高低式蹲姿

3. **拾物蹲姿** 若用右手捡东西,可以先走到东西的左边,右脚向后退半步后再蹲下来。脊背保持挺直,臀部一定要蹲下来,避免弯腰翘臀的姿势(图8-5)。

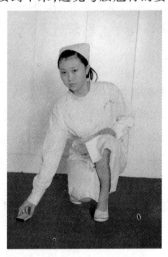

图8-5 正确拾物姿势

(三)蹲姿禁忌

1. 弯腰捡拾物品时,两腿叉开,臀部向后撅起,是不雅的姿态。

2. 下蹲时低头,弯背或弯上身、翘臀部,特别是女性穿短裙时,这种姿势十分不雅。

3. 男士两腿间可留有适当的缝隙,女士则要两腿并紧,穿旗袍或短裙时需更加留意,以免尴尬。

五、其他几种体姿的训练方法

1. 鞠躬礼基本要领　鞠躬礼是人们在生活中对别人表示恭敬的一种礼节,既适用于庄严肃穆、喜庆欢乐的仪式,也适用于一般的社交场合。

练习方法:取站立姿势,双目平视,以髋为轴,身体上部挺直向前倾斜 15°～30°,目光落在前方 1～2m 处,双手交叠或相握,虽身体的前倾自然下垂,随即恢复原位(图 8－6)。

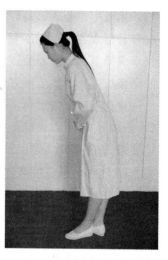

图 8－6　30°鞠躬礼

注意在行鞠躬礼时,避免出现低头含胸、仰首观望、目光游移等不良姿态。并注意双手不可按在腹部,或扶在双腿,否则有损行礼者的风度与形象。

2. 指引手势训练　手势作为信息传递的方式,在日常交际中使用较频率,范围较广。通过正确优美的手势引领客人,可以表达一个人的礼仪素养。

训练基本要领:在标准站姿基础上,左手或右手抬高至腰部,四指并拢,拇指微张,掌心向上,大臂与上体的夹角在30°左右,手肘的夹角在 90°～120°之间,优雅地划向指示方向,以亲切柔和的目光注视客人,为"尊敬"和"请"的敬意语态,并说些适宜的话语。

当请他人坐下时,手臂伸向前左、右侧,正前方,手臂摆动幅度不要太大。

3. 握手礼训练　练习者两人一组,双方相距1m,相互注视对方,面带微笑,双腿立正,上身稍微前倾,伸出右手,四指并拢,拇指张开,与对方相握。

4. 招手　若碰到较亲近的朋友或同事,可用举手招呼表示问候。招手时,手的高度以在肩部上下为宜,手指自然弯曲,大臂与上体的夹角在30°左右。

5. "V"形手势　食指和中指上伸呈"V"形,拇指弯曲压于无名指和小指上,这个动作有"二"和"胜利"的含义。表示"胜利"时,掌心一定要向外,否则就有贬低和侮辱人的意思。

6. "OK"形手势　食指和拇指上伸呈"O"形,中指无名指和小指自然伸直,这个动作有"好"的含义。

7. 鼓掌　鼓掌礼一般表示欢迎、祝贺、赞同、致谢等意。鼓掌时,一般将左手抬至胸前,掌心向上,四指并拢,虎口张开,用右手去拍打左手发出声响。

8. 点头　在没有必要行鞠躬礼,但又想向对方示意时,可用点头表示。点头时,转折点在脖子,双目应注视对方,可同时用微笑或话语向对方问好。

9. 回头　无论是谁,若突然被人由后面叫住,会毫无防备。倘若不假思索,只将头部和视线转向对方,很容易让人误会你在瞪他。正确的姿势是,回头时让身体也稍向后侧,转向对方,以给人谦恭、友好的印象。

10. 递物　递东西给他人时,应双手将物品拿在胸前递出。递书时,应把书名向着对方,以便对方能够看清楚。若是刀剪之类的尖锐物,要把尖锐的头向着自己。递物时,不能一只手拿着物品,更不能将物品丢于对方。

11. 接物 对他人递来的物品应双手接过。

六、常见不良形体姿态的矫正

生活中每个人都具有自己的形态特征,如果不注意培养标准的形体姿态,久而久之就容易形成各种不标准姿态,即错误的"动力定型",如探脖、斜肩、弓背、挺腹、撅臀等。其形成原因是多方面的。不管是哪一种不标准的姿态,从形态上看都是不美的,影响人的举止风度。所以矫形方面的训练具有重要的意义。

矫正不标准的形体姿态,一方面可以从纠正姿势入手,一方面可以利用器械,如哑铃、沙袋等,还可以做徒手操,通过改善肌肉力量间接达到矫正的目的。要想矫正不良形体姿态,首先必须清楚其形成的原因。下面列举几例,并介绍几种简便易行的矫正方法。

1. 斜肩形成原因及矫正方法 在日常生活中,斜肩表现为两种形态:一种是双肩向一侧倾斜,另一种是一肩高一肩低。造成双肩发展不平衡的主要原因是肩部长期用力不均,两肩得不到同步的发展,使双侧肩部的肌肉力量以及发展程度不一致,从而形成斜肩,如长期习惯于单肩负重(如持背包,书包或肩扛、手提重物等),工作需要单手用力等。长期不正确的姿势习惯会造成一侧肩带肌和另一侧腰肌的力量强,牵引力大,腰两侧的肌肉力量不平衡,久而久之使腰椎侧弯,严重者可形成脊柱的侧弯。

训练方法:

(1)双肩环绕 练习者呈站立姿势,双腿侧分与肩同宽,两臂侧平举。首先做双臂向内侧、外侧交替环绕的动作,双臂尽量伸展,环绕幅度要逐渐增大。然后做双臂向前、向后绕环。反复练习。

(2)展臂耸肩 练习者呈站立姿势,双腿侧分与肩同宽,两肩交替,有节奏地完成肩部最大限度的上提和下沉动作,肩低侧可手握哑铃反复耸肩,完成上提和下沉的动作,以提高左肩带肌的力量。

(3)俯撑移动 练习者俯卧支撑,身体保持平直,脚背触地。腰、腹部控制用力,双臂伸直交替向前移动,带动身体前行。主要发展三角肌及肩部肌群的力量。

2. 溜肩矫正方法 溜肩又叫"垂肩",是指肩部与颈部的角度较大。正常情况颈部与肩部的角度为:男子 95°～100°,女子 100°～200°。如果角度大于此范围,就属于溜肩。造成溜肩的原因一方面是遗传,另一方面主要是因为日常生活中各种不良姿势导致肩部锁骨和肩胛骨周围附着的各种肌肉群无力,从而导致溜肩的形成。

训练方法:

(1)双手持物耸肩 练习者呈站姿或坐姿,上身保持直立。双手握有一定重量的物品,两肩同时尽量上提并保持一段时间,上举时上身保持挺胸,然后放松,反复练习。每日重复 10～15 次左右。

(2)双臂负重提拉、推举动作 练习者站姿或坐姿,上身保持正直,双手持物于体侧。双肩做上提、下沉动作,10 次为一组。随即吸气双手持物做直臂侧平举,至与肩齐平时稍停 2～3 秒钟,直臂持铃举起时,手肘不要弯曲,上体不准前后摆动借力,随即呼气,动作还原,10 次为一组。然后两脚开立,与肩同宽,双臂在体前屈肘,两臂伸直向上推举呈头上举,接着还原为体前屈位,10 次为一组。

3. 弓背形成的原因及矫正方法 弓背是指胸椎后凸所引起的形态改变,不是脊柱本身有病变而是因为低头、窝胸,背部肌肉薄弱、松弛无力所致。

弓背的人,平时要注意纠正自己的姿势,强调挺胸立腰,经常做扩胸动作,提高后背肌群力量,使后背平直,胸挺起。还可通过以下几组练习来改善肌肉力量,进行矫正。

训练方法:

(1)肩胸部位的伸展拉伸

①俯卧两头起:练习者俯卧在垫上,两臂伸直放于体侧,然后吸气,头胸部和腿部同时向上抬起,使身体呈最大限度背弓形,稍停 3～4 秒钟。再呼气,还原放松。重复 10～15 次,共练习 4 组。

②头胸挺身:两腿开立与肩同宽,双手在体后交叉相握,头后仰,梗颈,尽量挺胸展肩,用力伸展躯干,拉伸控制 10 秒左右,随后放松,反复练习。

(2)肩胸部位力量练习

①站姿直臂扩胸:自然站立,两脚开立与肩同宽,挺胸收腹紧腰,两手握哑铃,掌心相对,两臂伸直置胸前,随即吸气,两手平稳而均匀地将哑铃向两侧拉开,呈两臂与两肩成一直线,稍停 2～3 秒钟。然后呼气,缓慢还原。重复 10～12 次,共练习 4 组。

②俯卧飞鸟:练习者俯卧在高脚长凳上,两手握哑铃直臂垂悬(要求高于地面),随即吸气,双臂用力提起,向两侧分开,当握哑铃的双手高出肩背水平部位后,稍停 2～3 秒钟。然后呼气,再慢慢下落,成还原姿势。重复 10～12 次,共练习 4 组。

4. "O"形腿矫正 "O"形腿又称"罗圈腿",是指膝关节外翻,双脚踝部并拢,双膝不能靠拢,并形成"O"形腿,是儿童期骨骼发育畸形造成的。其主要原因是幼儿时期站立过早,行走时间过长,缺乏营养和锻炼,导致大小腿内外两侧肌群及韧带的收缩力量与伸展力量发展不平衡。

训练方法:

(1)蹲起屈伸 两脚及两腿并拢,俯身站立,双手扶膝,做往里推夹的动作(两腿不要分开),做蹲下起立 1 次,然后半蹲,再做向左与向右做膝关节回转运动的练习 1 次,如此反复,每组 15 次,共做 3 组。

(2)杠铃夹腿深蹲 肩负中等重量的杠铃,两腿分开与肩同宽,慢慢下蹲至全蹲(膝角小于 90°),然后快速夹腿直立,反复练习。

(3)提踵转脚 两脚开立。先以脚跟为轴,做脚尖外展、内收动作,重复 8～16 次,然后以脚尖为轴,左脚跟的外展、内收动作。两脚始终并拢。

(4)夹球蹲跳 练习者呈站姿,两脚踝内侧夹一排球,两膝内侧夹紧,两脚跟提起,半蹲,两手扶在两膝上做向前连续蹲跳,每组 20～30 次,重复 2～3 组。

5. "X"形腿矫正练习

训练方法:

(1)盘坐压腿练习 练习者坐于垫上,上体保持直立,左腿体前伸直,右腿屈膝外展,右脚放于左脚的膝关节处,左手扶右踝部,右手扶右膝内侧。右手掌向下用力,将右膝向下压,至最大限度,控制 15～20 秒,然后慢慢放开还原。再换右腿重复练习。

(2)直腿夹物　坐在椅子上,两臂后撑,上体挺立,两踝关节处夹紧一件软物,开始时物体尽量厚实,膝关节并拢,脚跟着地。用脚带动腿做最大限度前伸,控制 4～5 秒,然后放松,反复练习。

6."鸡胸"矫正训练　"鸡胸"是一种软骨病,由于先天或后天患佝偻病使得肋骨后侧向内凹陷,胸骨部分抬高、突出而形成。因胸前壁呈楔状凸起,状如禽类的胸骨故而得名。

(1)平卧扭臂飞鸟　练习者仰卧在凳上,身体保持平直,两手掌心相对持铃,两臂伸直持铃置于胸部上方。随即呼气,两臂同时分别向身体两侧放下,两肘稍屈。当两臂分别向两侧下落时,两臂要外旋,两肘最大限度内侧翻转朝上,使胸肌外侧部拉得更开,然后吸气,持铃呈两臂抱树状举起,直至两臂伸直,然后还原成预备姿势。

(2)平卧扩胸　练习者仰卧在长凳上,两手握拉力器,掌心相对,两臂伸直持器械置于胸部上方。然后吸气,两臂向两侧慢慢将弹簧拉力器向两侧及下方拉开到两手略低于两肩,控制几秒钟,接着呼气,缓慢还原。

(3)含胸抱腿　练习者自然站立,两腿侧分与肩同宽,两臂做最大限度向外环绕一周,双腿下蹲,同时含胸低头,至最大限度,双手抱住小腿,静止几秒钟,然后还原。反复练习。

实践训练　沟通中良好体姿的重要性

案例分析

风景秀丽的某海滨城市的朝阳大街,高耸着一座宏伟楼房,楼顶上"远东贸易公司"六个大字格外醒目。某照明器材厂的业务员金先生按原计划,手拿企业新设计的照明器样品兴冲冲地登上六楼,脸上的汗珠未及擦一下,便直接走进了业务部张经理的办公室,正在处理业务的张经理被吓了一跳。"张经理,这是我们企业设计的新产品,你看看",金先生一边说一边把产品送到张经理面前。张经理停下手中的工作,接过金先生递过的照明器,随口赞道:"好漂亮呀!"并请金先生坐下,倒上一杯茶递给他,然后拿起照明器仔细研究起来。金先生看到张经理对新产品如此感兴趣,如释重负,便往沙发上一靠,跷起二郎腿,一边吸烟一边悠闲地环视着张经理的办公室。当张经理问他电源开关为什么装在这个位置时,金先生习惯性地用手搔了搔头皮。虽然金先生做了较详尽的解释,张经理还是半信半疑。谈到价格时,张经理强调:"这个价格比我们预算的高出较多,能否再降低一些?"金先生回答:"这是最低价格,一分也不能再降了"。张经理沉默了半天没有开口。金先生却有点沉不住气,不由自主地拉松领带,眼睛盯着张经理,张经理皱了皱眉,"这种照明器的性能先进在什么地方?"金先生又搔了搔头皮,反反复复地说:"造型新,寿命长,节电。"张经理托辞离开了办公室,只剩下金先生一个人,金先生等了一会儿,感到无聊,便非常随便地抄起办公桌上的电话,同一个朋友闲谈起来。这时,门被推开,进来的却不是张经理,而是办公室秘书。

　　请问:请分析指出金先生的问题出在哪里?

▶▶▶综合测试题◀◀◀

一、填空题

1. 所谓形体美就是_____、_____、_____融会而成的、展现出来的和谐的美。

2. 常用芭蕾舞手的位置由_____个;脚的位置有_____个。

3. 健美操基本步伐分为_____、_____和_____三类动作。

4. 体姿是人最基本的姿势,包括_____、_____、_____、_____和_____等。

5. 所谓波浪,是指身体各类_____依次_____,展现出柔软连绵不断的_____并传递推移,形成身体波浪形的起伏。

二、不定项选择题

1. 站姿应自然、得体、优雅,否则有失庄重的仪表。下列哪种做法应避免
   A. 挺胸、收腹,目视前方
   B. 双手自然垂放,或插在口袋中
   C. 双手叠放或相握于腹部
   D. 双脚呈现"V"字形

2. 女性标准体重(kg) = 身高(cm) - ____ - 2.5(适用于身高165cm以下者)
   A. 100　　　　　　B. 105

C. 110　　　　　　D. 115

3. 维生素C主要来源于
   A. 豆类　　　　　　B. 新鲜蔬菜
   C. 水果　　　　　　D. 蛋类

4. 在常见手势语中,最普遍的表示友好礼节的手势是
   A. 握手　　　　　　B. 挥手
   C."V"字形手势　　D."OK"手势

5. 仰卧起坐主要锻炼的是
   A. 腹部肌肉　　　　B. 胸部肌肉
   C. 背部肌肉　　　　D. 腿部肌肉

6. 坐姿应端庄、优雅,不应过于随便,否则有失仪态。以下坐姿正确的是
   A. 双腿交叠,无聊时上下抖动
   B. 双手抱着膝盖
   C. 将脚尖指向他人
   D. 臀部不应坐满座位,占座位1/2 ~ 2/3

三、简答题

1. 请简述正确的坐姿。常用的三种坐姿是哪些?

2. 鞠躬规则是什么?

3. 公共场合常见的不良举止有哪些?

4. 在乘电梯时怎样引导来宾?

(位汶军　温晓会)

模拟测试卷

一、填空题

1. 沟通就是发送者凭借一定渠道将信息发送给既定对象,并寻求_____以达到相互理解的过程。

2. 沟通过程包括信息策划、信息编码、信息传递、信息解码、_____和沟通干扰。

3. 人际交往的主要原则:_____、_____,_____,_____、_____、_____、_____、_____等原则。遵守沟通的原则是有效沟通的基础。

二、单项选择题

1. 沟通的基本特征具有双向性及
   A. 及时性　　　　B. 接收性
   C. 目的性　　　　D. 反馈性

2. 作为学生,在校园里的着装应该是
   A. 校服　　　　B. 职业装
   C. 西装

3. 正确的走姿是
   A. 弯腰驼背,或者前俯后仰,或者左右摇晃
   B. 走路呈"内八字"或"外八字"
   C. 行如风,即要身体直立,两眼平视前方,两臂在身体两侧自然摆动,两腿有节奏地交替向前迈步,尽量走在一条直线上

4. 拇指和食指围成一个圈代表
   A. "OK"好　　　　B. 暂停
   C. 生气

5. 在正式场合,女士不化妆会被认为是不礼貌的,要是活动时间长了,应适当补妆,但要在什么场合补妆

A. 办公室　　　　B. 洗手间
C. 公共场所

6. 以下关于西装的说法中,哪种是错误的
   A. 西装袖口上的商标应在拆除后才可以穿着
   B. 西服上衣的袖子要比里面的衬衫袖子长一些
   C. 西装的外袋不宜存放物品

7. 与人握手时,以下哪种做法是正确的
   A. 目光应注视对方,以表示对对方的尊重
   B. 目光应转向他处,以表示对对方的尊重
   C. 目光看哪里都行,只要热情就好

8. 给别人递送名片时,以下哪种做法是正确的
   A. 应将名片正面朝向自己
   B. 应将名片正面朝向对方
   C. 名片的朝向无所谓

9. 为他人做介绍时,方法不正确的是
   A. 先把男士介绍给女士
   B. 先把长辈介绍给晚辈
   C. 先把晚到的客人介绍给先到的客人

10. 接电话时第一句话应说
    A. 喂,你找谁?
    B. 您好!请问您找哪一位?
    C. 谁呀?干嘛?

三、名词解释

1. 非语言沟通
2. 礼仪
3. 仪表
4. 个人简历

5. 跨文化

四、简答题

1. 怎样培养主动沟通的习惯?

2. 影响人际沟通的主要障碍有哪些?

3. 你对培养演讲的方法是如何理解的?

4. 求职应聘者必要的心理准备有哪些?

5. 影响跨文化沟通的因素有哪些?

五、问答题

1. 结合实际,试分析语言障碍对你生活中的影响。

2. 你认为谈判的技巧在谈判中起着什么样的作用?

六、案例思考题

案例:倾听的艺术不仅在社交上很重要,在工作中也同样重要。库尔曼是一位杰出的美国金牌寿险推销员,也是第一位连任三届美国百万圆桌俱乐部主席的推销员。他成功的秘诀之一是擅长激励式体提问。如客户说"你们这个产品的价格太贵了。"他会问:"为什么这样说呢""还有呢""然后呢?""除此之外呢?"提问之后马上闭嘴,然后倾听客户回答。

思考回答:结合这个案例,请你谈一谈用心聆听别人的谈话会在别人心中引起什么样的效果?

参考答案

第二章

一、略

二、1. C 2. A 3. A 4. E 5. B 6. A

三、1. ABCD 2. ABCDE 3. ABCE 4. ABDE

四、略 五、略

第三章

一、1. E 2. C 3. A 4. D 5. D 6. B 7. A 8. C 9. D

二、1. ABCDE 2. ABCDE

第四章

一、略

二、1. A 2. B 3. D

三、1. ABDE 2. ABCE

四、略

第五章

一、1. D 2. C 3. C 4. D 5. B 6. C 7. C 8. B 9. B 10. D 11. A 12. D 13. D 14. A 15. C

二、略 三、略 四、略

第六章

一、1. ABCE 2. D 3. B 4. ACDE 5. ABCDE

二、略

第七章

一、1. A 2. A 3. D 4. B 5. D

二、略

第八章

一、略

二、1. B 2. A 3. BC 4. A 5. A 6. D

三、略

模拟测试卷

一、略

二、1. C 2. A 3. C 4. A 5. B 6. B 7. A 8. B 9. B 10. B

三、略 四、略 五、略 六、略

参考文献

[1]黄力毅．人际沟通．北京：人民卫生出版社，2011

[2]王斌．人际沟通．2版．北京：人民卫生出版社，2011

[3]张书全．人际沟通．2版．北京：人民卫生出版社，2008

[4]冷晓红．人际沟通．北京：人民卫生出版社，2006

[5]李晓松．人际沟通．北京：人民卫生出版社，2002

[6]王锦帆．医患沟通学．北京：人民卫生出版社，2006

[7]位汶军．护士人文修养．北京：中国医药科技出版社，2010

[8]雷容丹．护理礼仪与人际沟通．北京：中国医药科技出版社，2011

[9]史瑞芬．医疗沟通技能．2版．北京：人民军医出版社，2008

[10]杨云山．护理礼仪与人际沟通．2版．北京：人民军医出版社，2012

[11]李继平．护理人际关系与沟通教程．北京：北京科学技术出版社，2003

[12]张艳霞，吴开凤，张冬梅．北京：军事医学科学出版社，2010

[13]麻友平．人际沟通与交流．北京：清华大学出版社，2009

[14]贾启艾．人际沟通．3版．南京：东南大学出版社，2010

[15]余大敏．人际沟通．北京：高等教育出版社，2011

[16]石海兰．人际沟通．北京：科学出版社，2011

[17]李学旺．妙语仁心医学生人际沟通．北京：中国协和医科大学出版社，2008

[18]肖传实．李荣山．医患沟通技巧．北京：军事医学科学出版社，2008